El discurso de los pediatras en las redes sociales

Giovanna Mapelli

El discurso de los pediatras en las redes sociales

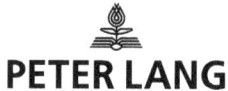

Berlin · Bruxelles · Chennai · Lausanne · New York · Oxford

Catalogación en publicación de la Biblioteca del Congreso
Para este libro ha sido solicitado un registro en el catálogo CIP de la Biblioteca del Congreso.

Información bibliográfica publicada por la Deutsche Nationalbibliothek
La Deutsche Nationalbibliothek recoge esta publicación en la Deutsche Nationalbibliografie; los datos bibliográficos detallados están disponibles en Internet en http://dnb.d-nb.de.

ISBN 978-3-631-92438-9 (Print)
E-ISBN 978-3-631-92436-5 (E-PDF)
E-ISBN 978-3-631-92437-2 (EPUB)
DOI 10.3726/b22191

© 2024 Peter Lang Group AG, Lausanne
Publicado por Peter Lang GmbH, Berlín, Alemania
info@peterlang.com - www.peterlang.com

Todos los derechos reservados.

Esta publicación no puede ser reproducida, ni en todo ni en parte, ni registrada o transmitida por un sistema de recuperación de información, en ninguna forma ni por ningún medio, sea mecánico, fotoquímico, electrónico, magnético, electroóptico, por fotocopia, o cualquier otro, sin el permiso previo por escrito de la editorial.

Esta publicación ha sido revisada por pares.

ÍNDICE

Introducción 9

Cap. 1 La comunicación médica en internet 13

    1.1. Salud 2.0 13

    1.2. El ciudadano y los contenidos médicos en internet 15

    1.3. Dialogar en la red 17

        1.3.1. Los blogs de salud 20

        1.3.2. Los foros de medicina 22

        1.3.3. Las redes sociales 23

        1.3.4. Los *podcasts* y los wikis 26

        1.3.5. Los canales de difusión 27

    1.4. La nueva relación médico-paciente 27

        1.4.1. La búsqueda de empatía 30

    1.5. Los límites y los riesgos de la web 2.0 en temas de salud 31

Cap. 2 La comunicación pediátrica 35

    2.1. El modelo tripartito de las consultas cara a cara 35

        2.1.1. La figura del pediatra 36

        2.1.2. El paciente pediátrico 39

        2.1.3. La figura del acompañante 43

    2.2. La consulta pediátrica cara a cara 45

        2.2.1. Estructura de la consulta pediátrica 46

Cap. 3 Marco teórico-metodológico: actividades de imagen, polifonía y afecto 53

    3.1. El concepto de imagen 53

    3.2. Las actividades de imagen 56

    3.3. Marca personal y posicionamiento 60

    3.4. El rol 63

3.5. Polifonía y multivocidad 64
3.6. Comunicación afectiva en las comunidades virtuales 66
3.7. Descripción del corpus y de la metodología 68
    3.7.1. Corpus 68
    3.7.2. Metodología 72

Cap. 4 Análisis de la estructura de Facebook e Instagram 73
    4.1. Los perfiles de Facebook 75
        4.1.1. Análisis de las fotos de perfil y de la información biográfica 75
    4.2. Los perfiles de Instagram 80
        4.2.1. Análisis de las fotos de perfil y de la información biográfica 80
    4.3. Tipos de publicaciones en Facebook y en Instagram 86
    4.4. Objetivos y tipos de publicaciones de los canales de difusión ... 89

Cap. 5 Análisis discursivo del corpus 91
    5.1. El rol de médico-pediatra 91
        5.1.1. Voz médica en los *posts* 91
        5.1.2. Voz médica en las *stories* 93
        5.1.3. Voz educadora en los *posts* 95
        5.1.4. Voz educadora en las *stories* 110
        5.1.5. Voz empática en los *posts* 118
        5.1.6. Voz empática en las *stories* 131
    5.2. El rol de progenitor/persona 138
        5.2.1. ¿Voz empática o voz pseudoeducadora en los *posts*? 138
        5.2.2. ¿Voz empática o voz pseudoeducadora en las *stories*? 143
    5.3. Ataque a la imagen en las *stories* 149
    5.4. Los comentarios 156
        5.4.1. El diálogo entre las madres 162

5.5. Los *hashtags* 165
5.6. Rol y voces en los canales de difusión 167
5.7. *Sentiment analysis* 171
5.8. Discusión de los resultados 174

Conclusiones 179

Referencias bibliográficas 183

Introducción

La salud es un tema de gran importancia para todos los miembros de la sociedad y en los últimos años ha crecido también el interés social por la comunicación en contextos sanitarios. De hecho, los temas relacionados con la salud tienen cabida en los medios de comunicación, en los dispositivos móviles, en los productos audiovisuales y, por supuesto, en internet y en las redes sociales. Esta tendencia se debe, de acuerdo con Bañón Hernández (2017 y 2018), a varios factores: una mayor preocupación de los ciudadanos por los hábitos saludables y por la prevención; la incorporación de los aspectos comunicativos a la formación para profesionales; el compromiso mostrado por la Atención al Paciente de los centros sanitarios; el cambio del perfil comunicativo de los pacientes, gracias también a los niveles de información alcanzados a través de internet; y, por último, la presencia de las organizaciones ciudadanas como actores en los debates socialmente relevantes y una exigencia de los ciudadanos para que se gestionen mejor las crisis sanitarias.

Los temas sanitarios engendran también un amplio debate social, con un entramado sociosemiótico muy complejo, que prevé una aproximación multidisciplinar y está marcado por conflictos comunicativos, intereses sociales, políticos y económicos. En este debate, se construye discursiva y culturalmente la identidad del enfermo y de la enfermedad, que no carecen de estigmas. Con internet y las redes sociales se ha reconfigurado el contexto en el que se desarrollan las interacciones dentro del debate social sobre salud, ha cambiado la forma de vivir la enfermedad y han prosperado nuevas prácticas discursivas.

A lo largo de los años la comunicación médica se ha abordado desde diferentes perspectivas: clínica, sociológica, antropológica, mediática y, por supuesto, discursiva y pragmática. Nuestro estudio se ubica en el marco del análisis del discurso y de la lingüística pragmática, con el objetivo de profundizar en el estudio del discurso médico en lengua española y, en particular, de los hábitos comunicativos de los pediatras en el entorno digital y de la nueva relación médico-acompañante (progenitor).

El libro se desglosa en cinco capítulos. En el primer capítulo, *La comunicación médica en internet*, se ofrece una visión de conjunto del concepto de salud 2.0, que se refiere a la visión integral e innovadora del modelo de sanidad, que utiliza como herramientas principales la web y las aplicaciones 2.0, y se concibe como una forma integral de asistencia médica y sanitaria centrada en el ciudadano. Todo ello conlleva un cambio de paradigma en internet, en donde los usuarios dejan de ser simples lectores y pasan a formar parte del conocimiento, mediante la interacción de los contenidos que publican las instituciones por medio de las tecnologías de la información (§ 1.1). Se pasa luego a hablar del ciudadano empoderado que tiene a su alcance un inédito poder comunicativo para satisfacer sus necesidades informativas sobre salud (§ 1.2). El § 1.3 se centra en la importancia del diálogo y de la narración en el proceso de cura. Se introduce la metodología de la medicina narrativa, que estimula la narración de la enfermedad por parte del paciente, con el fin de dar sentido y alivio al sufrimiento, y que fomenta la creación de una relación de confianza y entendimiento entre el personal médico y el paciente, y entre pacientes.

Luego, se describen algunos de los espacios digitales para el proceso de escritura como práctica socializadora en la enfermedad (los blogs en § 1.3.1, los foros en § 1.3.2, las redes sociales en § 1.3.3, los *podcasts* y los wikis en § 1.3.4 y los canales de difusión en § 1.3.5). En § 1.4, a partir de algunos conceptos clave de la relación médico-paciente cara a cara, se pasa a examinar las nuevas prácticas comunicativas entre los actores en internet, en las que se combina la dimensión especializada con la interpersonal. En particular, se destaca la importancia de la empatía (§ 1.4.1), de la que carecen las consultas tradicionales, para llevar a cabo una atención sanitaria cooperativa. Por último, se reseñan los principales riesgos y los límites de la web 2.0 (§ 1.5).

El capítulo dos, *La comunicación pediátrica*, se centra en la consulta tradicional, donde la comunicación se configura como un modelo tripartito (§ 2.1): están el pediatra (§ 2.1.1), el paciente-niño (§ 2.1.2) y los progenitores (§ 2.1.3). En las consultas cara a cara (§ 2.2), si el niño es capaz de comunicarse, el pediatra tendría que tenerlo en cuenta y entablar un diálogo con él, además de con el acompañante. Sin embargo, a menudo hay una escasa participación del niño en el proceso comunicativo y son los progenitores quienes interfieren en la intervención de los menores, aun cuando estos sepan hablar. Esta relación diádica se aprecia de forma exclusiva en las redes sociales, en las que el único interlocutor es el adulto. En el campo pediátrico, el acompañante desempeña un rol activo, asume una mayor responsabilidad interaccional, está más comprometido en cuanto al proceso terapéutico y, siendo un familiar, está estrechamente vinculado al paciente desde el punto de vista emotivo. Se estudiará también la estructura de estas consultas (§ 2.2.1). Se justifica el interés por los temas pediátricos, al ser los más buscados en internet, y por la relevancia de la presencia de los pediatras en la red.

El capítulo tres, *Marco teórico-metodológico: actividades de imagen, polifonía y afecto*, profundiza en el concepto de *imagen* (§ 3.1) y en la noción de *actividades de imagen* (§ 3.2), que indican aquellos comportamientos comunicativos que tienen un *efecto social* sobre la imagen de los interlocutores y sobre el clima socioemocional de la interacción, fundamental en una interacción médica. Las actividades de imagen forman parte de las relaciones interpersonales, tienen un peso en la vida social y están motivadas por categorías-marco que se rellenan con un valor particular en cada cultura: por una parte, la *autonomía*, el requerimiento de ser reconocido como alguien particular dentro de un grupo; por otra parte, la *afiliación*, el deseo del individuo de ser identificado como miembro del grupo. Se pasa luego a presentar el concepto de *marca personal y de posicionamiento*, pilares del *marketing*, ya que las redes sociales tienen un claro fin comercial (§ 3.3). La imagen se relaciona con otro factor social, el *rol* (§ 3.4), que corresponde a la posición que ocupa la persona en el grupo y en la situación concreta en la que se encuentra. Por lo tanto, de acuerdo con los roles que cada uno desempeña en un determinado contexto, el individuo tendrá unas necesidades de imagen determinadas: al rol de médico le corresponden valores culturales como saber escuchar y saber comunicar con palabras sencillas, ser atento, responsable, empático, respetuoso, estar preparado y dar confianza al paciente/acompañante para que este colabore, por ejemplo, en el proceso de cura y en el proceso decisional. Los diferentes roles que el médico personaliza en el discurso nos llevan a tratar el tema de la polifonía y la multivocidad (§ 3.5). Por último, se destaca la importancia de la comunicación afectiva para alcanzar los propósitos comunicativos (§ 3.6). Después, se describe el corpus y la metodología (§ 3.7). El corpus principal se compone de las páginas de Facebook y perfiles de Instagram de algunos pediatras españoles (@lucíamipediatra, @doctoradipediatra, @marlopez_pediatra, @dospediatrasencasa, @pediatragentile, @pediatra.annaestape, @nerea_pediatra, @lapediatraura, @mi_pediatra_en_casa, @jorgemuñozpediatra, @pediatragabiruiz) y de un subcorpus de los canales de difusión de algunos de estos pediatras, inaugurados a lo largo del año 2023.

El capítulo cuatro, *Análisis de la estructura de Facebook e Instagram*, describe y analiza los perfiles de Facebook (§ 4.1) y de Instagram (§ 4.2), centrándose en la foto del perfil y en la información biográfica (§ 4.1.1 y § 4.2.1); asimismo, se detecta el tipo de publicaciones en Facebook y en Instagram (§ 4.3) y se presentan los canales de difusión (§ 4.4).

El capítulo 5, *Análisis discursivo del corpus*, se focaliza en el análisis discursivo de las publicaciones y de las *stories*, además de estudiar los mensajes de los canales de difusión para poner de relieve los roles y las voces de los médicos. Se investigan desde un punto de vista cualitativo las estrategias lingüístico-discursivas utilizadas por los pediatras y por los interlocutores. Se analizará la información publicada en los perfiles de los pediatras: los *posts*, las *stories* (de § 5.1. a § 5.2) y los canales de difusión (§ 5.6). Se examinarán los ataques de imagen (§ 5.3), los comentarios (§ 5.4) y los *hashtags* (§ 5.5). Por último, se afianzará el análisis cualitativo de los párrafos anteriores con *Sketch Engine* y la herramienta para el análisis del sentimiento, *Lingmotif* (§ 5.7), para aportar datos empíricos al estudio del discurso y posibilitar reflexiones objetivables.

Los objetivos y las preguntas de investigación son las siguientes:

1. analizar las dinámicas comunicativas;
2. examinar la representación discursiva de la identidad del médico y de los progenitores;
3. destacar qué marcadores verbales emplea el galeno en las distintas redes sociales para realzar o proteger su imagen y la de los interlocutores y si estas actividades de imagen propician una conexión empática, que es la que buscan los usuarios en la red o si son estrategias de autoimagen para promocionar la propia marca;
4. estudiar el valor añadido del aparato multimodal, de los *emojis* y de los *hashtags*;
5. evaluar el impacto de internet en la humanización de la interacción médico-familiar.

Por último, incluimos las conclusiones y una amplia bibliografía.

Cap. 1 La comunicación médica en internet

1.1. Salud 2.0

En las últimas décadas ha habido un cambio rotundo en la forma con que nos informamos y nos comunicamos, debido al impacto que ha tenido internet, por su capacidad de superar las barreras espacio-temporales y de llegar a un sector de usuarios antes inalcanzable. Este nuevo contexto ha causado una radical transformación de los hábitos cotidianos, de la forma con la que aprendemos y trabajamos, ya que permite diferentes posibilidades de producción y expresión con respecto a los medios de comunicación que hasta el momento habían dominado el panorama informativo. En particular, el paso de la web 1.0 a la web 2.0 ha modificado el modelo tradicional de conversación «de uno a muchos» en un diálogo «de muchos a muchos» y ha propuesto plataformas participativas que favorecen la interacción, el intercambio y la producción de contenidos. En el entorno digital los intercambios comunicativos se desarrollan en un plano horizontal y simétrico, en el que los participantes no consumen de forma pasiva el mensaje, sino que son actores interconectados que generan contenidos innovadores (*user generated content*), de forma gratuita, tienen la capacidad de propiciar interacciones y de impulsar la comunicación y la colaboración de manera creativa (Boyd 2008; Boccia Artieri 2012), utilizando simplemente sus dispositivos móviles. Sin embargo, como veremos en el capítulo 5, a menudo detrás de esta «democracia colaborativa» se encubren claros fines económicos y comerciales, por ejemplo.

Cada uno, por lo tanto, es emisor y receptor, consumidor y productor –«prosumidor», en palabras de Toffler (1980) o consumactor, según Favaretto (2013)–, es decir, un usuario cada vez más competente y con un fuerte sentido crítico, capaz de promover un tipo de comunicación multidireccional y participativo (Prunesti 2016) y de desarrollar prácticas de relacionalidad, participación y acumulación de capital social (Papacharissi 2011).

Todas las dimensiones de la vida social y todos los sectores profesionales se han visto afectados por esta revolución (Castells 2001), y el ámbito sanitario no se ha quedado al margen, es más, ha sido una de las áreas que mayor impacto ha recibido debido a la evolución de internet, llegando a convertirse en espacio aglutinador de la sociedad. Estos cambios comportan manifiestas ventajas para los procesos de atención de salud; sus actores y componentes, además, facilitan el acceso de profesionales y ciudadanos a la información y a la comunicación, que se convierte en eje fundamental; por último, desempeña un papel crucial en la conexión entre los distintos protagonistas (médicos, ciudadanos/pacientes, instituciones, medios de comunicación), ya que tiene una función de socialización, formación permanente y soporte al ciudadano, además de impulsar el asociacionismo entre pacientes (Ingrosso 2008). Tanto es así que las instituciones públicas ya no consideran la gestión de la comunicación como un proceso secundario, sino una competencia decisiva y estratégica para alcanzar cierto reconocimiento en el tiempo y un rol fiable entre todas las ecologías multimedia, aunque son conscientes de los riesgos y de los límites de la web, como veremos en § 1.5.

Al hilo de estos cambios tecnológicos, se han desarrollado dos conceptos: la *eSalud* (*e-Health, electronic Health*) y la Salud 2.0. La *eSalud* es un campo que procede de la intersección de la informática médica, la salud pública y las iniciativas privadas, con referencia a los servicios de salud y la información difundida a través de internet, a fin de mejorar la atención de la salud a través de las tecnologías de la comunicación (Eysenbach 2001). La *eSalud* propone la eficiencia y la mejora de la calidad de atención, está basada en la evidencia, admite el empoderamiento de pacientes y usuarios, permite procesos educativos y el intercambio de información, extiende la atención en el terreno de la salud más allá de las barreras convencionales, es ética y equitativa. Se trata, además, de una de las iniciativas políticas y estratégicas de la Organización Mundial de la Salud (OMS), que sostiene que la *eSalud* consiste en el apoyo eficaz y seguro que internet ofrece a la salud y a los ámbitos relacionados con ella, como, por ejemplo, los servicios de atención de salud, la vigilancia y la documentación sanitaria, así como la educación, los conocimientos y las investigaciones en materia de salud (WHO 2006).

Sus componentes principales son los siguientes: el registro médico electrónico, es decir, la historia clínica del paciente que puede ayudar a los profesionales en la toma de decisiones y en el tratamiento; la telemedicina, es decir, la prestación de servicios a distancia; la *m*Salud, que se refiere a la convergencia entre la web y los dispositivos móviles; la educación y la formación continua en tecnologías de la información y la comunicación; por último, la estandarización de la gestión integrada de los sistemas de salud en todos los niveles, para permitir el intercambio y uso de datos de forma eficaz, precisa y sólida (Férnandez Silano 2013).

El término *Salud 2.0* procede del concepto de web 2.0, acuñado e impulsado por O'Reilly (2004), y se refiere a la visión integral e innovadora del modelo de sanidad, que aprovecha todas las herramientas de la web y las aplicaciones 2.0. El concepto de salud no se define solo en relación con el individuo, sino con la colectividad y en la relación con los medios de comunicación y las estructuras sanitarias (Lovari 2017), y se concibe como una forma integral de asistencia médica y sanitaria centrada en el ciudadano o en el individuo, en la que los actores involucrados (pacientes, profesionales, administradores, proveedores) participan de forma activa, empleando las redes sociales y las herramientas de la web 2.0 para mejorar la calidad de vida de una determinada comunidad. El nuevo paradigma supone el protagonismo de los usuarios que dejan de ser simples lectores y pasan a constituir un pilar fundamental del conocimiento, mediante la difusión de los contenidos que publican las instituciones por medio de las tecnologías de la información. Estos contenidos pueden ser manejados, calificados o criticados por los usuarios o participantes en los sitios web existentes y los pacientes pueden llegar a recibir tratamientos médicos o interactuar con los profesionales de la salud, sin barreras espacio-temporales, así como socializar entre ellos.

Esta *web social* (Benkler 2006) o *web society* (Cipolla y Maturo 2014) es, por lo tanto, un espacio discursivo en el que los usuarios expresan su propia identidad, utilizan servicios *online*, crean redes para comunicarse con amigos, hospitales, *mass media* y para alcanzar nuevas oportunidades profesionales (Boccia Artieri 2009).

El ciudadano, por lo tanto, localiza fácilmente información sobre salud, que deja de ser prerrogativa exclusiva del profesional, es más consciente de sus derechos como paciente (derecho a la información, a la toma de decisiones, etc.), de su estado de salud y de las expectativas para el futuro, hasta llegar a autodiagnosticarse una enfermedad o automedicarse, perdiendo tanto la sensación de desconcierto como la consiguiente percepción de la necesidad de dirigirse a un médico para buscar ayuda. El ciudadano tiene a su alcance un inédito poder comunicativo (Castells 2009) que utiliza para satisfacer sus necesidades informativas sobre medicina (Ducci 2014) y desarrollar un particular proceso de empoderamiento. Sin embargo, no debería olvidarse la necesidad de seguir consultando al médico de familia o a otros expertos, los únicos que a través de una exploración física pueden tener una idea clara del recorrido de cura que hay que seguir. Por eso, es extremadamente importante y necesario que los médicos estén dispuestos al diálogo y que ayuden al paciente a navegar en la web con seguridad.

1.2. El ciudadano y los contenidos médicos en internet

En la red ha habido una eclosión de sitios de información y de divulgación médica, y han proliferado las comunidades de pacientes en línea, los foros de consulta, las aplicaciones y los relojes inteligentes para cuidar la salud, que

Foucault, Martin, Gutman y Hutlan (1988) definen «tecnologías del sí», ya que estimulan la producción de datos que consienten que el individuo controle el estado de su cuerpo.

Asimismo, hay un número creciente de médicos y comunicadores que sugieren la integración de internet en los programas para la promoción de la salud y para la prevención de las enfermedades (Santoro 2011). A nivel nacional, el Gobierno español ya promueve la digitalización del modelo productivo, como se manifiesta en la agenda España Digital 2025, haciendo especial hincapié en sectores estratégicos, entre los cuales encontramos también la salud[1]. La web se presenta, por lo tanto, como la fuente de información sobre salud cada vez más consultada por la población general para responder a su necesidad de buscar información y consejos, como medio para compartir experiencias relacionadas con la enfermedad, la salud y la cura (Antheunis, Tates y Nieboer 2013); de esta manera, se configura una especie de «socialización de la enfermedad» (Golino 2014, 73). Las consultas en Google son muy habituales y se realizan para obtener información antes y después de una consulta médica, o para autodiagnóstico o un tratamiento «sin receta». De hecho, según la última encuesta de Doctoralia, el 91 % de los pacientes utiliza internet para buscar información sobre salud y, más en concreto, son sobre todo las mujeres (73 %) entre los 16 y 74 años las que utilizan las nuevas tecnologías para informarse sobre estos temas, frente al 61 % representado por los hombres de la misma franja de edad[2]. Se trata de una costumbre cotidiana: el 11 % de los encuestados busca información sobre salud en internet diariamente y el 27 % lo hace de manera frecuente, mientras que solo un 9 % admite no realizarlo nunca. Los pacientes consultan sobre todo las webs de organizaciones científicas (30 %) y los blogs (29 %). En menor medida, los encuestados han utilizado plataformas especializadas en la búsqueda de información relacionada con la salud (2 %)[3]. Este acceso a la información médica ha repercutido en el empoderamiento del paciente y ha sido valorado positivamente por los profesionales mismos (Parker y Thorson 2009; Rando Cueto, Heras Pedrosa y Paniagua Rojano 2021). La sala de consulta del médico, donde

---

1 www.ontsi.es/sites/ontsi/files/2020-11/InformeAnualLaSociedadEnRed2019Ed2020.pdf [20/06/2022].
2 Encuesta sobre Equipamiento y Uso de Tecnologías de Información y Comunicación en los Hogares del Instituto Nacional de Estadística del año 2020, www.ine.es [10/05/2022].
3 https://press.doctoralia.es/178296-9-de-cada-10-pacientes-utiliza-internet-para-buscar-informacion-sobre-salud [20/05/2022].

antiguamente los pacientes conversaban y se contaban sus problemas y achaques, ahora se ha trasladado a la red, en la que, con tan solo escribir una pregunta en la barra del navegador, se puede obtener mucha información sobre lo que nos pasa, o lanzar una duda en una de las redes sociales puede abrir un debate y un intercambio de consejos.

1.3. Dialogar en la red

La relación y la comunicación médico-paciente es un aspecto fundamental de la praxis médica diaria. Se configura como un vínculo especial entre dos personas que se formaliza en un contexto de servicio público (Valero 2008) y que se basa en la ayuda: por un lado, hay una persona que solicita un servicio y, por el otro, una persona técnicamente preparada para atender este servicio. A pesar de su importancia, hoy se tiende a una deshumanización de esta relación y a reducir este encuentro a una mera obtención de datos clínicos para poder transcribirlos en el documento marco que debe contener la orientación diagnóstica y las exploraciones complementarias (Gelabert 2012).

El sistema sanitario se centra fundamentalmente en la búsqueda de la excelencia científico-técnica de la asistencia, en la que la tecnología es más importante que la comunicación en sí. El automatismo del sistema sanitario administrativo, la excesiva burocratización del sistema y el protocolo muchas veces disminuyen la sensibilidad y la atención hacia el paciente, despersonalizan los cuidados y transforman al paciente y al médico en personas anónimas; además, el tiempo a disposición para una consulta es escaso, se limita a unos 7-10 minutos y esto puede afectar negativamente a la atención al paciente, a la carga de trabajo y al estrés del médico. El rol social del médico, por consiguiente, se ha ido deteriorando, ya que no tiene tiempo para aventurarse en el territorio psíquico, humano y emocional del paciente; de esta manera, la relación responde solo a unas reglas codificadas e impersonales y excluye cualquier tipo de implicación reflexiva y emotiva. De hecho, Gelabert (2012, 49) sostiene que «el interrogatorio al que se somete al enfermo y las exploraciones físicas posteriores a esta entrevista están dirigidos a obtener el diagnóstico anatomo-funcional de la enfermedad, pero que en absoluto se enmarca el caso en un contexto de alteraciones emotivas, personales, familiares, sociales o laborales».

Los pacientes y los familiares, sobre todo cuando estos son los responsables de las decisiones, como en el caso de pacientes niños o pacientes ancianos, necesitan percibir interés por parte del médico y tienen necesidades psicológicas, que se acentúan en la comunicación de malas noticias, y que, al quedar al margen, crean una actitud de desconfianza hacia el galeno. Esta deshumanización de la comunicación en contextos de salud podría perjudicar la eficacia del tratamiento de cura, que se debería construir de manera cooperativa y colaborativa (Smorti y Fioretti 2014).

De hecho, en la actualidad los pacientes perciben una brecha entre la dimensión objetiva del caso clínico y la experiencia subjetiva de la enfermedad por la excesiva especialización de la medicina y la burocratización del sistema sanitario. Por este motivo, en la última década se ha desarrollado en el ámbito sanitario la denominada Atención centrada en el paciente (Epstein *et al.* 2005; García Izquierdo y Montalt 2013) que destaca la necesidad de prestar atención al individuo y de empoderar al paciente para que participe de forma activa en el proceso terapéutico. De ahí que aspectos como la escucha activa, la gestión de las emociones y una información adecuada y comprensible no deben dejarse de lado en ningún acto comunicativo sanitario (Muñoz-Miquel 2012; Montalt y García Izquierdo 2016; Bellés Fortuño y García Izquierdo 2024). Asimismo, se ha desarrollado una nueva corriente, conocida como medicina narrativa (Charon 2001), que se asienta en un modelo biopsicosocial y en la medicina centrada en el paciente, no solo como enfermo, sino como persona, y en la relación de cura. Se trata de una metodología clínico-asistencial que estimula la narración de la enfermedad por parte del paciente, con el fin de integrar los distintos puntos de vista de quienes intervienen en el proceso de cura, dar sentido y alivio al sufrimiento y fomentar la creación de una relación de confianza, comprensión y armonía entre el personal médico y el paciente. De esta manera, las personas participan activamente en las decisiones y en las opciones de cura y, a través de sus historias, se convierten en los verdaderos protagonistas de un proceso más eficaz y personalizado. Para una buena práctica médica, la narración de la historia del paciente es un acto terapéuticamente central y fundamental, y ejerce de contrapeso respecto a la medicina muda, que tiene que ver con la compilación de datos y pruebas. Esta especie de diario clínico puede ser leído y comentado por otros enfermos, familiares y amigos, llegando a ser un entramado complejo de historias, con una función personal y social, en tanto que obliga a reinterpretar los hechos para conseguir la aceptación de las nuevas circunstancias y la reestructuración de la propia identidad infligida por la enfermedad, para encontrar un significado que trascienda el sufrimiento y para orientar los esfuerzos hacia el entendimiento de lo que significa la dolencia para los pacientes (Egnew 2005). Las narrativas de la enfermedad expresan, por tanto, el deseo de ser testigo del sufrimiento, a fin de sosegar el estrés emotivo y limitar los efectos a veces deshumanizantes de una sociedad medicalizada y exageradamente centrada en los logros de la tecnomedicina, que no ofrece atención y cuidado a los pacientes como seres humanos completos (Bury 2001).

Desde un punto de vista clínico, las narraciones se configuran como «revelaciones emocionales» (Pennebaker y Graybeal 2001) de experiencias estresantes o traumáticas, en beneficio de la calidad de vida relacionada con la salud física, como en el bienestar psicológico, especialmente en aquellas personas cuyas narraciones sugieren un procesamiento emocional y una reestructuración cognitiva (Warner *et al.* 2006). Las historias personales de la enfermedad son una forma de reflexionar sobre el cuerpo como objeto y sus cambios, con implicaciones para el cuerpo como sujeto con emociones y sentimientos, mientras que el médico se centra en la enfermedad, que pertenece a una parte del cuerpo que hay que tratar; en ese sentido, los pacientes ven la enfermedad como algo que afecta a todo el cuerpo. De este modo, es necesario distinguir entre *illness*, la percepción consciente y la expresión subjetiva de la enfermedad como experiencia vivida, y *disease*, la presencia de una alteración fisiopatológica elaborada según los modelos de los médicos, la cual constituye una enfermedad (Calvi 2017). Los relatos de la enfermedad, en definitiva, sirven para mejorar la eficacia de la cura, dar valor a la experiencia de la enfermedad y de la cura y favorecer una comprensión más profunda de la persona.

El entorno digital ha demostrado ser un lugar ideal para la conformación de grupos de apoyo y para la narración empática (Page 2008; Zummo 2012, 2015, 2020; Mapelli 2015; Calvi 2017; Figueras Bates 2023, etc.), aunque el interlocutor es consciente de que el médico no se puede exponer mucho en la red debido a que desconoce muchos detalles y, sobre todo, por no disponer de la información que solamente puede obtener mediante la exploración física, esperan encontrar al menos apoyo emocional y moral entre los miembros de la comunidad. Los mismos médicos avisan a los clientes y especifican que «la consulta [online] se destina fundamentalmente a resolver dudas [...] o a orientar consultas relacionadas con algunas enfermedades» y que «no se realizarán diagnósticos de forma telemática» (nachopediatra.com). Esto es, estar presente en redes sociales no significa abrir un consultorio médico en internet accesible a todo el mundo, donde hay que responder a preguntas concretas sobre síntomas o enfermedades. No es lo mismo recomendar a alguien que acuda al médico para hacerse un chequeo que hacerle un diagnóstico a través de internet, sin verlo en persona o sin hacerle las pruebas necesarias.

En los párrafos siguientes describiremos brevemente algunos de estos recursos digitales para la difusión de información médica y, en particular, de los espacios para el proceso de escritura como práctica socializadora.

1.3.1. Los blogs de salud

El (*web*)*log* o, en su forma abreviada, *blog* procede de las palabras *web* y *log* (diario en inglés), también conocido como bitácora, y se refiere a un sitio web personal que se actualiza periódicamente y que, como un diario *online*, almacena los textos (*entradas* o *posts*) por orden cronológico inverso de publicación, de los más recientes a los más antiguos, de uno o varios autores (*blogueros*) (Yus Ramos 2010). Se configura como espacio subjetivo, ya que el autor escribe sobre temas según su interés y especialización, por lo tanto es un medio jerarquizado y asimétrico, es decir, el emisor es el único que tiene derecho a publicar textos y gestionarlos sin intermediarios, y como modelo bidireccional y dinámico, puesto que los usuarios de la red pueden interactuar a través de comentarios y dejar un *feedback* inmediato, lo que enriquece enormemente el contenido y la comunicación, creando comunidades interconectadas con un alto grado de fidelidad (Cabrera 2012), basadas en intereses comunes y en la construcción compartida de conocimiento (Orihuela 2006). De hecho, el blog incluye también los enlaces a las redes sociales, así como las opciones «compartir» y «me gusta», y permite que el lector difunda el texto y lo comente. Los blogs son, por lo tanto, espacios que favorecen el diálogo y suponen un vínculo estrecho entre el autor y su potencial lector (Pano Alamán 2008). Son muy heterogéneos y para su clasificación se pueden considerar diferentes parámetros (Leiva 2006): «la autoría (individual o colectivo); el alcance (genérico o especializado); el formato (blog textual, videoblog, *podcast*, etc.); la finalidad (sin ánimo de lucro o comercial); el destinatario (experto, lego); de institución (corporativos o internos)». Las temáticas también son muy variadas -salud, cocina, viajes, derecho, política, etc.- (Orihuela 2006); asimismo, se rastrean dos tendencias, a saber, hacia la divulgación de contenidos especializados y hacia la personalización del discurso, que pueden alternarse o mezclarse en las entradas. Es posible afirmar, por consiguiente, que los blogs son un género híbrido, entre lo público y lo privado, entre lo personal y lo profesional (Herring *et al.* 2005). Este carácter híbrido se manifiesta también a nivel lingüístico, ya que destacan tanto rasgos del discurso oral e informal como características del texto escrito y formal (Mancera y Pano 2013; Pushmann 2013).

Los blogs incorporan enlaces para profundizar en el tema y crear una red de conexiones con otros textos o blogs, lo cual favorece la memoria histórica o la visibilidad en los motores de búsqueda; además, incluyen materiales de audio y vídeos (videoblog) o imágenes (photoblog), que, a veces, suelen ser los verdaderos protagonistas del *post* y que consienten sobrevivir al ascenso incesante de las redes sociales.

En lo que atañe a los blogs de salud, es a partir de la primera década del siglo XXI cuando en España se empiezan a difundir los blogs de temática sanitaria (Catalán, Peñafiel y Terrón 2019) hasta llegar a convertirse en una potencial fuente de información y formación (González de Dios, González Muñoz, González Rodríguez, Esparza Olcina y Bruñel álvarez 2013)[4], además de expandir la circulación del debate sobre problemas de salud y satisfacer las necesidades médicas, humanas y emocionales de los pacientes (Medina Aguerrebere y González Pacanowski 2012). Los blogs desempeñan diferentes funciones: sirven para demostrar la profesionalidad y capacidad del facultativo, mejorar su posicionamiento en los motores de búsqueda, favorecer su reconocimiento como autoridad…; además, tienden puentes con el paciente, ya que permiten establecer una relación de confianza, guiarlo en la búsqueda de información fiable y de valor, es decir, ofrecerle un contenido relevante y fiable (Lovari 2017) e influir en lo que piensa la gente. Además, son una herramienta muy útil para fidelizar al lector, conocerlo mejor y tener una vía directa de comunicación con él. A través del blog, el médico puede conectar mejor con el usuario y establecer con él una relación empática y emocional.

La blogosfera sanitaria es muy heterogénea debido a la gran variedad de actores (médicos de oficio, pacientes, científicos, instituciones sanitarias), temas, objetivos y audiencias. Aunque existen blogs que florecen alrededor de revistas médicas, periódicos, etc., muchos han surgido como iniciativas personales de médicos, investigadores o pacientes interesados en la salud. En primer lugar, hay blogs de médicos con carácter divulgativo en los que se narran problemáticas profesionales diarias, se habla de enfermedades y tratamientos y sirven para establecer una relación directa con el paciente. En segundo lugar, hay blogs que se originan en un entorno más científico y académico, que versan sobre la difusión de conocimiento científico, de opiniones personales o de temas relacionados con las dificultades de la práctica médica (Santoro 2009), y en los que se estrechan relaciones bidireccionales entre investigadores. Por último, tenemos los blogs escritos por los pacientes, cuyo objetivo fundamental es amplificar la voz de estos y contribuir a su empoderamiento. En ellos el enfermo narra y describe sus experiencias sanitarias, comparte información, emociones y preocupaciones y formula sugerencias para la gestión de la enfermedad (Torres Salinas y Robinson García 2012). Los usuarios de este tipo de blog, por lo tanto, reciben diferentes tipos de soporte: el soporte emotivo; el soporte de estima a

---

4   El 65 % de los usuarios de internet son lectores de blogs (www.comunicacionpara lasalud [04/02/2022]).

través de los alicientes de los demás pacientes; el soporte informativo, máxime en el caso de enfermedades raras; y el soporte de *network*, es decir, el sentido de pertenencia a un grupo (Lovari 2017).

Cabe destacar que, si bien el blog ha sido uno de los primeros géneros utilizados para la difusión de información sobre salud, ha sido también el que ha sufrido más la aparición de las redes sociales y del microblogging de Twitter/X, que permite actualizar más rápidamente las publicaciones. De hecho, hoy en día, los blogueros utilizan Facebook, Instagram, Twitter/X o TikTok para lanzar su blog y autopromocionarse.

1.3.2. Los foros de medicina

El foro es otro de los géneros digitales que consiente una comunicación interpersonal entre los usuarios a través de internet y que favorece el intercambio de información o de opiniones sobre diversos temas. Aunque la mayoría se caracteriza por la presencia de un lenguaje informal y coloquial (Mancera Rueda y Pano Alamán 2013) y distribuyen de forma igualitaria el uso de la palabra, en los foros de salud se alterna el tono coloquial con el lenguaje específico de la medicina. De hecho, no solo el médico tiene entre sus manos el poder cognoscitivo, sino también el paciente, ya que sobre todo en el caso de las enfermedades crónicas, el enfermo es un verdadero experto que domina la terminología y los conceptos relacionados con su enfermedad (Fage-Butler y Nisbeth Jensen 2016). En los foros se produce un complejo entramado de intercambios de información que no se limitan al diálogo entre paciente-experto, como ocurre en las interacciones diádicas en las consultas cara a cara, sino también entre pacientes o, lo que resulta más intricado, entre, por ejemplo, paciente1-profesional1-paciente2-paciente3-profesional2, etc., y presenta aspectos de circularidad a través de diferentes participantes y potenciales lectores futuros. Así pues, todos los internautas contribuyen a la difusión de la información y propician puntos de vista diferentes. Por este motivo, se habla de una divulgación oblicua, «en tanto que es indirecta, generada por el usuario, dialógica y polilógica» (Anesa y Fage-Butler 2015, 106). En los foros, el paciente puede expresar su estado de salud y sus preocupaciones para atraer la atención de los demás y recoger opinión al respecto (voz del narrador de historias médicas); puede preguntar directamente al médico (voz iniciadora), remarcando su dominancia interaccional como paciente (Linell 1990; Linell y Luckmann 1991); puede convertirse en experto y demostrar sus conocimientos (voz de la competencia); o, por último, puede relatar aspectos de su vivencia familiar en aras de construir el cuadro clínico (voz del comunicador social) (Cordella 2004; Mapelli 2015).

En las respuestas, el médico puede formular preguntas y pedir aclaraciones para llegar a un diagnóstico más preciso o a una cura más fiable; puede explicar términos médicos e impartir consejos y recomendaciones para garantizar al paciente algún beneficio, sin olvidar que tiene que ser cauto en la expresión del diagnóstico por no disponer de la información que se puede obtener de la exploración física (voz educadora); puede utilizar una serie de estrategias para acercarse de forma empática al interlocutor, eliminando las barreras jerárquicas, como por ejemplo mostrándose colaborativo con el paciente, avalando su punto de vista y apoyándolo (voz empática) (Cordella 2002; Mapelli 2015). Estos actos sirven para autoafirmar la imagen del paciente como persona con sentimientos y como persona con conocimientos en el ámbito sanitario. En este caso, el lenguaje de los médicos muestra similitudes con el utilizado en los modelos centrados en el paciente (Zummo 2015).

1.3.3. Las redes sociales

Las redes sociales son un gran escaparate de información, consumo y formación. Son plataformas que permiten la interacción entre usuarios, admiten la publicación de todo tipo de material (texto, audio, vídeo), incluyen servicios de mensajería instantánea y se basan en las comunidades que tienen intereses comunes. Hoy cualquier revista médica u organización científica, hospital o asociación de pacientes tiene, además de su página web, un perfil en las redes sociales, a través de las cuales difunde artículos, líneas guía, eventos, opiniones, etc. Existen, por una parte, redes sociales específicas en las que los médicos que pertenecen a la misma comunidad intercambian información sobre los casos clínicos y buscan consejos para efectuar un diagnóstico y compartir sus propios conocimientos para afirmar la propia identidad (Vellar 2012); por otra parte, hay redes sociales de pacientes que aprovechan el medio para crear masa crítica, compartiendo experiencias, juzgando las estructuras sanitarias o las prestaciones de los médicos y llevando a cabo una evaluación social para premiar o deslegitimar a médicos u hospitales en la red.

Los mismos profesionales de la salud (enfermeros, médicos, psicólogos, etc.) publican a diario contenidos en las redes sociales generalistas, en los muros o en las *stories*, para compartir contenido fiable relacionado con la sanidad y el bienestar, llegando a ser una referencia autorizada para los usuarios. Nunca antes el conocimiento especializado estuvo tan al alcance de todos y de manera tan didáctica como ahora. Twitter/X se emplea sobre todo entre médicos para la formación profesional, ya que consiente la agregación de contenidos especializados a través de los *hashtags* y la selección de listas de usuarios que hay que seguir para recolectar información actualizada sobre estudios y nuevas investigaciones. Igualmente, sirve para señalar eventos y seguirlos en directo, comentar la literatura científica, entrar en contacto con otros colegas o, por ejemplo, comentar una operación quirúrgica. Facebook al principio y ahora Instagram y Tik Tok se emplean para comunicarse con el ciudadano, incluso con el más joven, e informarlo de una nueva manera, más rápida y divertida. El médico se implica para transmitir información sanitaria y difundir hábitos saludables, incluso de forma lúdica y humorística. Se empieza, por lo tanto, a hablar de *health influencer, influencer* de salud[5] (Albalawi y Sixsmith 2017), para referirse a los divulgadores con formación sanitaria que utilizan las redes sociales para trasladar al resto de la comunidad información con un alto valor para la salud y que, cultivando relaciones en las redes sociales y compartiendo información basada en su experiencia, son capaces de influir en el comportamiento de los ciudadanos/seguidores.

Además, las *stories* de Instagram permiten «mostrar la cara más personal», contando verbalmente y de forma desintermediada ciertas nociones que podrían ser menos efectivas en otros formatos; por otro lado, los mensajes directos consienten una respuesta (casi) inmediata por parte del facultativo, lo cual otorga un gran apoyo y seguridad a los pacientes, a veces solo para contrastar información recibida en la consulta o por no poder contactar con el médico habitual. Se trata de una vuelta a los orígenes de la comunicación, donde el contenido y la oralidad son los protagonistas, y un pequeño paso en la dirección de la humanización tanto de la asistencia sanitaria como de la comunicación en contextos de salud, que deberían ser prioritarias para garantizar un apoyo integral al paciente y al ciudadano y reforzar la relación de confianza entre médico y paciente. Estos divulgadores comparten la misma filosofía de comprensión y empatía hacia el paciente y las familias, así como el reto de empoderar al paciente. Por eso, se mencionan entre ellos, creando un equipo de profesionales a los que acudir en caso de necesidad y dudas. El perfil se transforma, por lo tanto, en un espacio polifónico, en el que las diferentes voces de autoridad dialogan entre sí y se convierten en referencia para el público.

De hecho, según se desprende de la 6ª Oleada de la *Encuesta sobre la situación de la profesión médica en España*, ocho de cada diez médicos en España usan una o más redes sociales[6].

---

5   Figura reconocida también por el Gobierno español que en el Real Decreto 444/2024 regula la actividad de los creadores de contenido, en desarrollo del art. 94 de la Ley 13/2022 General de Comunicación Audiovisual (www.boe.es).
6   www.medicosypacientes.com [10/05/2022].

Algunos ejemplos en España son la pediatra Lucía Galán Beltrán (*@luciamipediatra*), que ha sido galardonada con diferentes premios: se encuentra en lista Forbes de los 100 mejores médicos de España en 2021 y 2022 tras aparecer dos años antes en la de mejores *influencers* de salud; ha recibido el premio como mejor divulgadora de España concedido por la Organización Médica Colegial en 2018 (*La Vanguardia*, 21/02/2022); además, se ha adjudicado el título de Personalidad digital de 2022 en los VI Premios de Salud Digital. Otro ejemplo es David Callejo (*@davidcallejo10*), médico, anestesista y reanimador, que consiguió el premio Mejor divulgador del 2020, impulsado por el portal web #SaludsinBulos, por la calidad del contenido que comparte en Instagram (*El Mundo*, 8/3/2022). Otros ejemplos que triunfan son la pediatra Laura Álvarez (*@lapediatralaura*), que empezó a crear contenido durante la pandemia del Covid-19, y la pediatra Mar López Sureda (*@marlopez_pediatra*), que fidelizó a una gran comunidad de seguidores durante el confinamiento, cuando acudir a un ambulatorio suponía un gran riesgo.

Es más, las redes sociales son cada vez más utilizadas también por las instituciones para las campañas de sensibilización sobre temas sanitarios específicos (Santoro 2009)[7], para la comunicación durante las emergencias médicas o las epidemias-pandemias sanitarias (Lovari 2017; Rando Cueto, Heras Pedrosa y Paniagua Rojano 2021) y para la recaudación de fondos o la búsqueda de soporte para las patologías más graves.

Cabe destacar también que las redes sociales constituyen el lugar privilegiado para experimentar nuevas formas de comunicación e interacción entre médicos y pacientes, y entre los propios pacientes, en especial entre los afectados por enfermedades crónicas –como la diabetes o el reciente Covid persistente– o por enfermedades raras. Esta nueva forma de sabiduría colectiva se contrapone a las fuentes de conocimiento más tradicionales y llega a competir con ellas.

Huelga subrayar también que en las redes sociales conviven dos modalidades comunicativas: una sincrónica y otra asincrónica, lo que contribuye a aumentar las posibilidades de encuentros interactivos entre el médico y el paciente. Por ejemplo, en las sesiones en directo, el usuario puede interactuar directamente con el profesional o dejar preguntas o comentarios que serán atendidos en otros momentos.

Si consideramos, por ejemplo, los grupos cerrados de Facebook, los usuarios tienen en común que sus vidas se han visto afectadas por la misma dolencia, lo

---

7 Cfr. por ejemplo el perfil del Ministerio de Sanidad español: www.instagram.com/sanidadgob/

que crea un vínculo de experiencia compartida y comprensión común sobre lo que se siente al vivir con una condición grave de salud. Es innegable la función social de estas comunidades virtuales agrupadas en torno a un tema sanitario específico en las que se comparten experiencias y se tiende a manifestar empatía y solidaridad (Figueras Bates 2023). Estas páginas parecen ofrecer un espacio descrito por los usuarios como «un lugar seguro» sin estigmas (Zummo 2020), puesto que la información y la empatía se ofrecen a través de las prácticas de construcción de la comunidad, y las prácticas narrativas se ven favorecidas por «el efecto de desinhibición» (Suler 2004) que se experimenta en dichos intercambios. Las plataformas de los medios sociales se utilizan también para obtener opiniones en forma de diagnóstico colectivo (Nobles *et al.* 2019), abordando el espacio digital como un escenario médico real en el cual quienes cuentan con experiencia médica y quienes están familiarizados con condiciones particulares trabajan juntos para encontrar el diagnóstico apropiado.

1.3.4. Los *podcasts* y los wikis

Los *podcasts* son archivos de audio o de vídeo que se pueden descargar, de forma gratuita o suscribiéndose, y reproducir *offline*. La primera experiencia de *podcast* sobre salud se remonta al 2006, por iniciativa de un cirujano estadounidense, y hoy España es uno de los países de Europa donde más *podcasts* se escuchan (elmundo.es, 22/07/2022). Es un formato muy explotado para la formación y la puesta al día de los profesionales y de los estudiantes de medicina. Se trata de iniciativas desarrolladas por parte de revistas especializadas o asociaciones científicas o institucionales que distribuyen los *podcasts* en sus páginas web, Spotify o iTunes Store para tratar temáticas diferentes, a veces muy específicas, y para difundir materiales congresuales o entrevistas a expertos. No faltan, además, propuestas por parte de los médicos para divulgar entre pacientes o sus familiares información sobre salud, desmentir falsos mitos y bulos (cfr., por ej., los *podcasts* de paciente.gsk.es, Es Salud o el *podcast* PedCast, el *podcast* de pediatría del Dr. Federico Gentile y del Dr. Román Papoyan a partir de 2022 o los de Lucía Galán a partir de 2023).

Los wikis representan otra herramienta colaborativa para generar y compartir conocimiento de forma rápida (de hecho, el término wiki significa 'veloz') y para desarrollar proyectos dirigidos al público. Se trata de un tipo de comunicación 'de muchos a muchos', donde cualquier internauta, incluso inexperto, puede crear y modificar los contenidos sin filtros, respondiendo a la exigencia de una interacción que procede de abajo (frente al modelo *top-down* tradicional). En el ámbito de la salud, es necesario destacar una vez más la gran responsabilidad de quienes publican y que son los únicos que tendrán que responder en caso de incurrir en contenciosos penales o civiles. Se sugiere a los usuarios que comprueben las referencias bibliográficas incluidas y que contrasten la información con otras fuentes, por ejemplo, para evitar comportamientos imprudentes (Santoro 2009; Ruberto 2011).

1.3.5. Los canales de difusión

El canal de difusión es una nueva funcionalidad de Instagram creada en 2023 para facilitar la interacción con los seguidores y la generación de comunidades. Se trata de mensajes públicos unilaterales, es decir, solo el creador puede enviar mensajes y cada vez que comparta un contenido en el canal de difusión les llegará un mensaje a los seguidores, los cuales podrán reaccionar o compartirlo a su vez. Es posible enviar novedades, promociones o información inédita y exclusiva, de manera que el público se sienta más valorado como audiencia. Además, el canal hace posible analizar las reacciones o realizar encuestas para examinar las respuestas y mejorar los servicios, potenciando de esta manera la cuenta. En algunos casos el servicio es de pago (por ej., el canal de Lucía mi pediatra) y es, pues, una tendencia más de *engagement* y de *marketing* digital para conectar con la comunidad.

1.4. La nueva relación médico-paciente

Como comentamos en los párrafos anteriores, los intercambios comunicativos en la red ya no se desarrollan de forma unidireccional y *top-down*, sino en un plano horizontal, lo que ha conllevado un cambio en las modalidades con las que se desarrolla el encuentro entre médico y paciente y ha determinado la configuración de dos nuevas identidades discursivas, el e-paciente (Ferguson 2007) o paciente 2.0 y el e-médico o médico 2.0.

El e-paciente es un paciente conectado, proactivo, con una creciente agentividad (*agency*) (Giddens 1992), que utiliza internet para informarse e informar a los demás, que se presenta en la consulta no solo como enfermo, sino como persona que busca respuestas sobre temas sanitarios, lo que aumenta y mejora el conocimiento de su estado de salud, las posibilidades terapéuticas y las expectativas para el futuro. Es un ciudadano empoderado, equipado y competente que está comprometido con las decisiones que afectan a su salud o a la de sus familiares y vive la relación con el médico de forma diferente (Rubinelli, Camerini y Schulz 2010), al negociar con él el significado de su enfermedad.

El paciente empoderado a través de las redes sociales tiene mayor control sobre el intercambio comunicativo, lo que reduce la distancia cognoscitiva y el desequilibrio entre los interactuantes; por consiguiente, se pasa de un modelo comunicativo paternalista con un estilo autoritario a modelos más interactivos y dialógicos, en los que se reduce la distancia jerárquica y la brecha cognoscitiva. La interacción, por lo tanto, se basa en la reciprocidad que enfatiza la autonomía y la responsabilidad de los individuos (Hawn 2009), en la que el profesional tiene que convencer, más que imponer su punto de vista, y construir con el paciente el recorrido de cura más adecuado. Se trata, en su forma más ideal, de una relación orientada a la discusión crítica para la resolución del problema y a la reciprocidad (Lovari 2017), en la que el paciente obedecerá al médico solo si está convencido de hacerlo (Tucci 2003). El paciente informado posee más instrumentos cognoscitivos y demanda un encuentro clínico más equilibrado en el que las decisiones se tomen de manera compartida; quiere obtener la mejor asistencia sanitaria posible y pretende controlar la evolución de su enfermedad. Asimismo, es un paciente experto, que ayuda a otros enfermos a conocer la patología, contribuye al proceso de divulgación de temas médicos, colabora con los científicos para encontrar a otros pacientes para las investigaciones, propicia una mejora de la calidad de los servicios de salud y gestiona de forma activa y efectiva el tratamiento clínico (Gelabert 2012). Además, el paciente 2.0 en las comunidades digitales tiene la necesidad de aportar su experiencia como desahogo emocional, manifestar y compartir sus emociones a través de minirrelatos autopatográficos (Calvi 2017) con el objetivo de reforzar la capacidad de afrontar las situaciones difíciles y evitar el desánimo.

Los e-médicos o médicos 2.0, a su vez, consideran internet un instrumento esencial para su práctica profesional, ya que pueden ponerse al día sobre las novedades relacionadas con la salud y entrar en contacto con otros colegas. Además, el entorno digital es productivo para la construcción de una relación más directa y abarcadora con el público y mejora la credibilidad del médico (Brown 2020). De hecho, según una encuesta de 2020 de la Organización médica colegial de España, el 81,6 % de los médicos españoles usa una o más redes sociales[8]. Es decir, en el entorno digital el médico se acerca al enfermo y está más predispuesto a una escucha activa, refuerza la relación con el paciente, promueve sus actividades y amplifica sus ideas y reflexiones dentro de la comunidad de profesionales, para fomentar el debate sobre un tema o para facilitar contenido riguroso y de ayuda para el paciente y, de este modo, mejorar su reputación *online*

---

8   www.cgcom.es [10/01/2021].

(Ruberto 2011; Antheunis, Tates y Nieboer 2013). Por consiguiente, podemos afirmar que en las redes sociales se combinan entre sí la reputación digital, que se relaciona con la identidad y remite a la opinión que la comunidad tiene sobre el médico, y la marca personal, que es la actividad de autopromoción del profesional mismo, como si fuera una marca comercial (Lamas *et al.* 2022).

Además, el 20 % de los especialistas españoles deja, incluso, su número de teléfono para que el paciente pueda localizarlos por WhatsApp en cualquier momento del día y lo hace porque favorece la interacción y la solución rápida de dudas, mientras que el 29 % lo hace porque ayuda a desarrollar una relación más cercana con los pacientes; por último, un 12 % estima que así los pacientes se sienten más tranquilos[9]. Otros responden a través del servicio de mensajería instantánea de Messenger o a través del chat de Instagram.

Asimismo, el e-médico experimenta nuevas prácticas comunicativas, en las que se alterna la dimensión especializada con la interpersonal y la empática (Calvi 2017; Mapelli 2015, 2019; Mapelli y Piccioni 2019, 2023) para llevar a cabo una atención sanitaria cooperativa (Van De Belt *et al.* 2010).

En esta nueva relación médico-paciente se asiste a un cambio ontológico, puesto que hoy en día se intercambian datos y diagnósticos a través de sistemas de mensajería instantánea (como WhatsApp), se espectacularizan enfermedades (para hacerse visibles en la red) o se efectúa la evaluación pública y social de las estructuras hospitalarias o de los médicos (Boccia Artieri 2009).

Sin embargo, si la comunicación digital elimina toda distancia, el miedo principal de esta práctica entronca con el colapso de la distancia protectora entre médico y paciente, entre vida personal y profesional, entre esfera pública y esfera privada, puesto que la disponibilidad permanente es muy difícil de alcanzar. Además, la falta de directrices claras y de normas de comportamiento pueden perjudicar la profesionalidad del médico y violar la privacidad de los pacientes y del personal de las estructuras sanitarias mismas (Lovari 2017).

Estas interacciones han sido estudiadas desde diferentes enfoques, tanto desde el clínico (Pendleton y Hasler 1983; Arora *et al.* 2005; Gelabert 2012) como desde el lingüístico y el pragmático, en los que se analizan las estrategias comunicativas, con especial hincapié en los recursos de cortesía que se emplean con el objetivo de lograr una comunicación más empática y efectiva con el paciente, mejorar la relación con él y, por ende, aumentar las posibilidades de que siga el proceso de cura (Aransson Sätterlund-Larsson 1987; Robins

---

9   https:// press.doctoralia.es/61538-uno-de-cada-cinco-especialistas-en-salud-espanoles-pone-su-telefono-personal-a-disposicion-de-los-pacientes [20/06/2022].

y Wolf 1988; Maynard y Heritage 2005; Collins 2005; Candlin 2006; Adegbite y Odebunmi 2006; Odebunmi 2008; Caffi 2009). Asimismo, se reseñan trabajos sobre la interacción en contextos de enfermedades poco frecuentes (Bañón Hernández 2017, 2018) o la narración de pacientes con enfermedades específicas (Ciapuscio 2016).

Destacan también las investigaciones sobre la polifonía y el papel del acompañante, que adquiere un papel fundamental en el proceso comunicativo y desempeña diferentes roles (Halkowski 2011; Madfes 2006; López García-Ramos *et al.* 2009; Cordella 2011a y 2011b; Hernández Flores 2017; Fioramonte y Vásquez 2019). Su presencia puede conllevar tanto ventajas como inconvenientes, como veremos también en el capítulo 2, en cuanto a la efectiva relevancia de su participación en la elaboración del diagnóstico y de la prescripción del tratamiento (López García-Ramos *et al.* 2009; Turabián y Franco 2015; Turabián *et al.* 2016).

Por último, huelga mencionar los estudios que abordan el tema desde una perspectiva interlingüística y que dedican su atención a la función y al comportamiento discursivo del mediador (Gavioli 2014; Iacono 2014; Pontrandolfo 2016).

En cuanto a las interacciones en el entorno digital, se ha dedicado especial interés a los foros de salud (Antelmi 2011; Anesa y Fage-Butler 2015; Zummo 2015 y 2020; Mapelli 2015; Calvi 2017; Hargreaves 2018), a los blogs (Mapelli y Piccioni 2019 y 2023) y a Facebook (Page 2008; Bender *et al.* 2011; Eichstaedt 2018; Mapelli 2019), pero falta un análisis en profundidad de otras redes sociales como Instagram y de los más recientes canales de difusión.

1.4.1. La búsqueda de empatía

En los nuevos medios, como destacaremos en los capp. 3 y 5, se desarrollan nuevas prácticas discursivas en las que el médico une las estrategias asertivas a las emotivas y empáticas, consciente de que la información afectiva influencia la interpretación de las situaciones por parte del interlocutor y permite alcanzar los objetivos comunicativos. La empatía y la afectividad, de hecho, son un proceso relacional (Malin y Pos 2014) que tiende hacia una valoración convergente entre los participantes en una interacción y que facilita una conducta prosocial (Sanahuges y Curell 2020). Esta capacidad interpersonal presenta dos facetas: por un lado, la empatía afectiva lleva a asumir las emociones del otro y a apropiarse de su experiencia emocional; por otro lado, la empatía cognitiva comporta el reconocimiento de las emociones del otro y la adopción de su perspectiva (Figueras Bates 2021).

La empatía es, pues, un proceso que supone un esfuerzo por entender la posición del paciente durante una relación asistencial que se construye solo si consideramos al paciente como persona y no estrictamente como cuerpo enfermo (Borrell-Carrió 2011) o como usuario. De hecho, sabemos que los personajes públicos en las redes sociales muestran también la cara más personal y cotidiana. Lo mismo ocurre con el médico que en el escenario digital se presenta como profesional y como ser humano, con sus puntos fuertes y débiles en la vida cotidiana. En el caso de la pediatría, en sus perfiles los galenos declaran su doble rol: pediatra experto/experta y padre/madre; o incluso triple: pediatra, progenitor, escritor(a)/divulgador(a), lo que les permite destacar, por una parte, la experiencia y la autoridad como médicos y, por otra parte, la identificación empática y emotiva con los progenitores y con los problemas que estos tienen a la hora de gestionar las dolencias de los hijos (Mapelli 2019; Mapelli y Piccioni 2019). Esta pluridentidad activaría tanto la capacidad de tomar la perspectiva del otro como la de comprensión empática para acercarse al interlocutor y construir una relación de confianza (Mapelli y Piccioni 2019 y 2023).

1.5. Los límites y los riesgos de la web 2.0 en temas de salud

Los portales de los pacientes, las videoconsultas/videollamadas, las consultas a través del chat de las redes sociales, las recetas y los informes digitales son hoy en día imprescindibles para hacer frente a los problemas que atenazan la atención primaria (escasez de personal, sobrecarga asistencial, etc.) y garantizar un sistema sanitario accesible, eficiente y sostenible. Cabe destacar también que la integración de los servicios 2.0 ha desempeñado un papel fundamental durante la pandemia de Covid-19, cuando era imposible desplazarse para acceder a cualquier estructura, garantizando así la asistencia médica. Sin embargo, aunque estos avances tecnológicos constituyen una herramienta de comunicación indispensable entre el médico y el paciente y las ventajas que acarrean son muchas, no cabe duda de que hay que prestar atención a diferentes aspectos negativos y problemáticos (Masullo 2014).

En primer lugar, se precisa, desde la perspectiva jurídica, que dicha comunicación sea segura, que se respeten los códigos éticos, que se preste atención a la responsabilidad civil derivada de un acto médico, y que se proteja la confidencialidad de los datos y la privacidad, pero, en muchos casos, no hay normativas que regulen la protección de datos. En este sentido, sería oportuno desconfiar de las consultas gratuitas en las que no se destaca la importancia de un asesoramiento médico, cuando el enfermo realmente lo necesita, como veremos más adelante. A menudo, al secreto de la información médica se contrapone el deseo de los ciudadanos de amplificar la dimensión privada de la relación con el médico en una perspectiva pública, con contenido confidencial que se convierte en dominio público (Boccia Artieri 2009).

Además, aunque publicar información médica, sensibilizar a los interlocutores sobre la prevención, hacer un diagnóstico o dar consejos en línea resulta muy práctico, se trata de hábitos que entrañan una gran responsabilidad. Es decir, si en la red podemos resolver de forma rápida dudas sencillas sin la necesidad de ir a un consultorio, el médico siempre teme que el paciente no tenga los instrumentos necesarios para entender e interpretar correctamente la información que recibe; asimismo, el facultativo siempre tiene que exponerse de modo prudente, ya que, sin una exploración física del paciente, el diagnóstico podría estar equivocado y tener consecuencias negativas, incluso de carácter penal (Antheunis, Tates y Nieboer 2013; Ibarra-Yruegas, Camara-Lemarroy, Loredo Díaz y Kawas-Valle 2015; Nikiphorou y Berenbaum 2018). Es aconsejable, por lo tanto, que el personal sanitario evite realizar diagnósticos y que derive al paciente hacia el médico de familia, donde se le valore de forma más amplia y se le asista directa y correctamente.

Hay estudios que demuestran otro aspecto de criticidad ética: se trata del conflicto de intereses, puesto que los médicos pueden publicar contenidos promocionales o comerciales sin declararlo abiertamente.

Existen además problemas legales a los se pueden enfrentar los médicos o los farmacéuticos al promocionar productos en las redes, ya que está totalmente prohibido realizar publicidad de aquellos medicamentos que requieran receta médica.

Igualmente, el galeno no puede ignorar que los pacientes consultan Google para sus dolencias y, por eso, tiene el deber de presentarles páginas web y sitios que considere de calidad y que sean fiables, así como de orientarles en el complejo enjambre de voces, muy a menudo contradictorias, que conviven en la red. De esta manera, el médico llega a ser un «amigo experto» (Rubinelli *et al.* 2010) que aconseja sitios web que ofrecen buena información e inspiran confianza, para evitar que el paciente entre en pánico y corra a urgencias ante situaciones que no lo merecen, además de prevenir el riesgo de un autodiagnóstico erróneo o, lo que es peor, una automedicación equivocada, que podría poner en peligro su salud y añadir otras complicaciones.

Cabe destacar también que la búsqueda desenfrenada de información no enriquece siempre el conocimiento, sino que puede distorsionarlo y dar lugar a nuevas formas de ansiedad (Santoro, 2011; Zecchi y Nucci 2017), como la denominada *cybercondria* (Ruberto 2011), por la escasa capacidad de discernimiento del usuario. Dicho de otro modo, la «bulimia comunicativa» que sufrimos, en realidad, está contribuyendo a la «anorexia» de conocimiento en los ciudadanos del siglo XXI (De Semir 2015) o a la «deriva informativa», en palabras de Metitieri (2009), porque, al no existir obligación de identificarse, cualquiera puede difundir información errónea sin asumir ninguna responsabilidad. Además, la información no cumple siempre con los criterios de una buena comunicación; por ejemplo, se proporciona toda la información a la vez en lugar de presentarla por grados, sin que tampoco se puedan llegar a calibrar fácilmente las habilidades de comprensión del interlocutor, más aún si se trata de temas delicados (Andreoni, Caponi, Nembri 2019). La divulgación no se puede improvisar y, a menudo, puede llevar a incomprensiones o a la difusión de noticias incompletas, sobre todo si consideramos que las redes sociales son plataformas en las que se comunica de forma rápida y concisa.

No faltan, además, médicos influyentes que son en realidad promotores de medicinas alternativas o de tratamientos no aprobados (Medina Aguerrebere y González Pacanowski 2012), así como es frecuente encontrar contenidos poco profesionales que muestran competencias no verificables y que representan solo un intento de conseguir más pacientes (Ruberto 2011).

Otro aspecto que hay que reseñar es que sería oportuno por parte del médico no aceptar la «amistad» de los pacientes en su perfil privado, ya que al ver algunos contenidos se podría dañar y comprometer la relación entre las partes.

Por último, en la Salud 2.0, como en la web 2.0 en general, por su carácter bidireccional, se alardea de una democratización del saber que, en realidad, no existe y que oculta una brillante maniobra de *self branding* con el objetivo de generar relaciones rentables con los seguidores (Foglio 2008), y una estrategia de *marketing* emocional para trabar vínculos emotivos y afectivos y fidelizar a los usuarios (Principi 2015). Las redes sociales, desde esta perspectiva, no son más que un atajo para satisfacer nuestro deseo de sentirnos protegidos por el grupo. El ciudadano se identifica con las sensaciones que proclama el médico (en nuestro caso) y, sintiéndose cercano, podría ser más proclive a la compra de sus productos *offline* (Mapelli 2019). Sin embargo, es de remarcar que a veces el lector podría desconfiar de la información recibida por parte del profesional si se encuentra con demasiada publicidad (encuesta Dos pediatras en casa 2022).

De todos modos, hay que destacar que los diferentes perfiles presentes en el entorno digital son una ayuda para la sociedad, pero no pretenden anular o sustituir al médico de cabecera, sino que quieren ser un complemento, es decir, son dos modalidades comunicativas que se entrelazan y el paciente puede sacar provecho de ambas. De hecho, las redes sociales, así como los blogs, los foros, etc. responden al deseo de integrar las necesidades informativas y comunicativas que han sido desatendidas en la relación directa con el médico, como, por ejemplo, algunas palabras de consuelo, el contacto humano o el empleo de un lenguaje más sencillo.

Cap. 2 La comunicación pediátrica

2.1. El modelo tripartito de las consultas cara a cara

Las consultas sitúan a sus dos o más interlocutores en una situación asimétrica. Uno experto (el profesional de la salud) y otro necesitado de cuidados que acude al médico para pedir ayuda (el paciente o un familiar). Sin embargo, cada vez más se tiende a igualar este rol asimétrico, haciendo que el paciente y la familia sean más participativos y autónomos tanto en la toma de decisiones como en el proceso de cura, como ya comentamos en el cap. 1 al hablar del empoderamiento del paciente.

Aunque existe una amplia bibliografía sobre el análisis discursivo y los principios sociopragmáticos de la relación médico-paciente (Cordella 2002; Madfes 2003; Cepeda 2005, 2006, 2009; Hernández López 2009), en muchos contextos el modelo bipartito está suplantado por una estructura tripartita o, incluso, multipartita, ya que el médico puede estar asistido por otro experto (un médico residente, un enfermero, cfr. Mapelli 2020) o bien el paciente puede llegar acompañado, sobre todo en el caso de pacientes geriátricos, pediátricos u oncológicos (Cordella 2011a, 2011b; Madfes 2006; Street y Millay 2001). Desde el punto de vista médico, la intervención de una tercera persona es beneficiosa (López García-Ramos *et al.* 2009) y puede incidir en el logro de una comunicación efectiva (Turabián *et al.* 2016). En particular, en los pacientes con cáncer, el acompañante representa un enorme caudal de información para el médico y asegura testimonios más ricos y detallados (Gordon *et al.* 2006; Pérez-Milena *et al.* 2022). Además, se ha destacado que el acompañante, sobre todo de personas mayores[1], facilita la comprensión por parte del médico de las dolencias del paciente, acordando y orientando el problema (López García-Ramos *et al.* 2009; Pennbrant 2013; Pérez-Milena *et al.* 2022), sin que ello incida significativamente en la duración del tiempo de la entrevista.

Entre el paciente y el acompañante existe una gran proximidad emotiva y afectiva, ya que el familiar o el cuidador comparten la vivencia de la enfermedad y llegan a constituir un único núcleo que se enfrenta al médico.

---

[1] De hecho, muchos ancianos que acuden solos, sobre todo si son pacientes crónicos y con menos estudios, reciben poca información por parte del médico (https://www.consalud.es/pacientes/cronicidad-en-mayores-personas-informacion-medico_123 692_102.html[10/10/2023]).

Sin embargo, este complejo modelo puede crear interferencias y diferentes ruidos en la comunicación, ya que los límites entre los interlocutores son más borrosos: hay un destinatario dominante y uno secundario, como veremos en § 2.1; el rol de los interlocutores varía a lo largo de la comunicación; la estructura es más abierta y más conflictiva con un riesgo más alto de solapamientos (Madfes 2006: 170).

En los párrafos siguientes esbozaremos los rasgos de cada uno de los protagonistas de la consulta pediátrica con el objetivo de definir cómo cada uno incide en la práctica discursiva de la entrevista y de examinar la construcción de la relación interpersonal.

2.1.1. La figura del pediatra

El currículo formativo en pediatría parte con la pediatría de atención primaria o ambulatoria (foco de nuestro trabajo), pasa por la pediatría secundaria (actividad en el hospital) y puede llegar hasta una más compleja pediatría terciaria y la actividad en áreas específicas pediátricas (subespecialidades), etapa a la que se llega a través de una formación especializada.

El pediatra de atención primaria es una figura cualificada que presta servicios fundamentales para la atención a la salud infanto-juvenil; por eso, debería ser el primer interlocutor de los padres fuera del hospital que se encargue de la salud psicofísica del niño desde el nacimiento hasta la adolescencia. Cabe recordar aquí que durante los primeros meses de vida hay un calendario preciso de consultas con el pediatra, aunque el niño esté sano. Es un especialista altamente resolutivo, ya que llega a solucionar más del 90 % de las demandas de salud de la población y promueve las actividades de prevención y educación para la salud, dentro de los equipos de atención primaria junto a enfermeras y médicos de familia (Domínguez Aurrecoechea y Valdivia Jiménez 2012: 82).

Además, la sociedad actual reconoce en el pediatra a aquella persona que puede hablar y guiar el crecimiento y el bienestar del niño con una visión holística[2]. De hecho, se recurre a él no solo para consultar problemas de salud (patologías respiratorias, infecciones gastrointestinales, comportamiento alimentario o problemas relacionados con la esfera sexual), sino también para asesorarse sobre la alimentación, el deporte, el lugar para las vacaciones y los problemas psicológicos. El pediatra es el «tutor de la salud física y mental, por lo tanto, del bienestar psico-social, del niño» (Burgio 1996: 419) y defensor de los derechos de los menores. La pediatría es, pues, una de las pocas disciplinas clínicas que

---

2 https://ecmitalianmr.it/ [10/10/2023].

engloba lo social dentro de lo que tiene que tratar, es decir, ha de difundir la cultura de la salud en la cotidianidad para mejorar la vida del paciente y de las familias.

Por la importancia que desempeña a lo largo de la vida del niño, es fundamental que la familia confíe en el pediatra (cfr. *podcast* pediatragentile, 1), por lo tanto, es muy importante que se cree un buen *feeling* entre él y los padres. Siendo el primer médico que las familias encuentran a los pocos días del nacimiento del hijo, debe saber granjearse la confianza de los interlocutores e infundirles tranquilidad.

El especialista en pediatría tiene que «saber trabajar en equipo multidisciplinario, con una formación troncal completa, íntegra, con conocimientos y competencia clínica» y, al mismo tiempo, «desarrollar aptitudes y actitudes particulares», es decir, reivindicar el aspecto vocacional y emocional para poder tratar al «mejor paciente del mundo: el niño» (Canceller 2009). Esto es, al pediatra le corresponden algunas características definitorias que lo diferencian de los médicos de otras especialidades. Además de la formación teórica, son fundamentales la amabilidad en el momento de la acogida y durante la consulta, la paciencia, la cortesía, el saber hablar sencillo y claro y tener una actitud positiva (Ricottini 2003), le tienen que gustar los niños, debe saber dirigirse a ellos con cariño y debe entender las preocupaciones y las ansiedades de los padres y de los acompañantes (Arroba Basanta y Dago Elorza 2008: 27-28), es decir, debe establecer una relación comunicativa espontánea y amigable con todos los interlocutores. Por eso, podemos afirmar que «la motivación o actitud para estar junto al niño y su familia con el afán de prevenir o curar es una cualidad destacada en el pediatra» (Cruz-Hernández 2004).

El pediatra actúa también como psicólogo[3], por una parte, ante las ansiedades de las madres (Balint 1957), que llegan a distorsionar las palabras del médico o a agigantar la situación: en este caso, es necesario centrarse más en ellas que en el menor, sin olvidarlo, evidentemente (Meli en Zecchi y Nucci 2017), para tranquilizarlas; por otra parte, debe entender las señales que manda el niño y responder de forma adecuada y con sensibilidad a posibles problemas relacionados con el comportamiento. Es importante no juzgar a los padres, sino acompañarlos en el proceso de cura y apoyarlos, y tomarse su tiempo para explicar sus decisiones; al mismo tiempo, debe tener en cuenta a los niños durante la consulta y ser cariñoso.

---

3   www.familiaysalud.es [10/10/2023].

Asimismo, es mediador entre paciente y familiares, por un lado, y la enfermedad, por el otro. Es decir, deberá ser capaz de entender cuándo el paciente/familiar está preparado para recibir información adversa y contener la emoción o reducir el impacto de la información en el caso de malas noticias, además de tener una baja reactividad ante las posibles agresiones de los familiares cuando hay un desacuerdo con respecto al tratamiento o al diagnóstico. En particular, cabe dedicar una atención específica a la comunicación de malas noticias, es decir, las que modifican de forma drástica y negativa la visión que el paciente/familia tiene del futuro (Balint 1957; Bascuñán Rodríguez 2013, por ejemplo). Este tipo de noticias adversas conlleva consecuencias en la vivencia cotidiana con la enfermedad y repercute en la vida de toda la familia. La comunicación con los pacientes niños que reciben cuidados paliativos o tratamientos al final de la vida es la más complicada y, al mismo tiempo, la más estudiada (Buckman 2002; Novak *et al.* 2019). Desde el punto de vista del médico, la dificultad estriba sobre todo en concienciar a los familiares y al paciente de la gravedad de la situación y del mal pronóstico, en ayudarles a aceptar esta situación y en encontrar una solución. El rol activo del profesional es fundamental en este proceso comunicativo, así como es relevante el autoconocimiento, la autorregulación y el autocuidado del profesional en su formación y trabajo diario para poder llevar a cabo su tarea (Bascuñán Rodríguez 2008: 321).

La confianza del paciente/cuidador se alcanza a través del desarrollo del respeto mutuo, lo que significa por parte del paciente «la consideración y aceptación a la autoridad científica del médico, y, por parte del médico, la consideración por el paciente al escucharle, hablarle con sinceridad, preocuparse por él/ella y ayudarle» (Hernández-Flores 2019), puesto que los pacientes son parte activa en el diagnóstico, tratamiento y seguimiento de sus problemas de salud.

Si hay confianza y empatía se pueden resolver muchos problemas en la consulta de atención primaria sin ir a un especialista y pasar por largas listas de espera.

A pesar de la importancia de este profesional, son muchos los problemas que se tienen que resolver. Según el informe técnico de la AEP[4], es muy importante que se confeccione un plan adecuado de formación de al menos cinco años, como en otros países europeos, y que se reconozcan las especialidades pediátricas: la formación pediátrica debe desarrollarse, revisarse y evaluarse periódicamente; debe orientar la preparación sobre la atención a niños y adolescentes contextualizada en el ambiente familiar y social; y, por último, debe tener en

---

4   www.aeped.es [24/09/2022].

cuenta los cambios en los patrones de morbilidad (Crespo 2009). En segundo lugar, se tiene que garantizar un periodo de rotación en los centros de salud; en tercer lugar, es imprescindible que se refuerce su papel como coordinador de la atención a la salud de la población infantil y, por último, es necesario que se impulse la planificación y se diseñe una estrategia para garantizar un pediatra a cada familia. En otras palabras, es importante ampliar la formación del pediatra de atención primaria, y crear un itinerario formativo específico, ya que hoy en día, en España, los MIR de Pediatría se forman en este ámbito solo tres meses de los cuatro años que dura la residencia, el resto del tiempo realizan su actividad en los hospitales. Esta formación hospital-centrista conlleva que solo 1 de cada 4 MIR en Pediatría se quede en atención primaria por desconocer la importancia de este sector; lo cual se traduce también en un déficit de pediatras en todo el país[5], habiéndose dado ya la alerta de que 600 000 niños no tienen un pediatra asignado ni ningún otro médico[6]. En España, lamentablemente el 25 % de los niños es atendido por médicos de cabecera, no necesariamente pediatras[7], o las familias tienen que acudir a la sanidad privada. Es más, la falta de especialistas y los recortes en sanidad provocan que cuando un profesional está de baja, la Administración no cubre esta ausencia y obliga a los que están presentes a doblar o triplicar las consultas sin compensación económica. Muchos tienen que trabajar solos, sin enfermera, en condiciones precarias, en zonas rurales, aisladas, con consultas abarrotadas y prefieren renunciar a la plaza[8]. Además, los gobiernos autonómicos ofertan las especialidades pediátricas en los centros sanitarios sin contar con un reconocimiento formal, a diferencia de lo que ocurre con los especialistas para adultos.

2.1.2. El paciente pediátrico

La edad pediátrica comprende desde el nacimiento hasta los 18 años. El paciente pediátrico en el primer año de vida se enfrenta a dos procesos determinantes, a saber, el crecimiento (aumento de tamaño corporal) y el desarrollo (aumento de complejidad funcional), que harán que el niño presente unas características propias y diferenciales en cuanto a morfología, fisiología, psicología y patología.

Vamos a definir las diferentes etapas de vida según la edad:

---

5   Formación MIR de Pediatría en Atención Primaria (consalud.es) [29/10/2022].
6   Antena3.com [04/01/2023].
7   Situación Actual De La Pediatría De Atención Primaria (pediatriaintegral.es) [25/09/2022].
8   Epe.es [24/03/2022].

- *neonatos prematuros*: niños con menos de 37 semanas de gestación; pueden caracterizarse por inmadurez funcional y tener diferentes patologías;
- *neonatos*: desde el nacimiento hasta el mes de vida, en el que se realiza el primer encuentro con el pediatra;
- *lactantes*: entre 1 mes y 24 meses, en los que se experimentan muchos cambios en la anatomía y fisiología del niño, y en los que se adquieren las habilidades necesarias para desenvolverse en las etapas siguientes;
- *niños*: de 2 a 12 años, con la distinción entre *preescolares* hasta los 5 años y *escolares* desde los 6 hasta los 12 años. En esta etapa el crecimiento es más pausado, se adquieren nuevas habilidades que se perfeccionan a lo largo de los años;
- *adolescentes*: de los 12 a los 18 años, etapa con muchos cambios físicos y cognitivos (Burgio y Notarangelo 1999).

Desde el punto de vista comunicativo, siguiendo las etapas del desarrollo cognitivo de Piaget, los neonatos y los lactantes hasta los 11-12 meses no tienen la capacidad de pronunciar palabras, sino que se limitarán a algunos sonidos para comunicarse; sin embargo, el médico tendrá que ser capaz de tener en cuenta estos sonidos y gestos, ya que expresan un contenido psicoafectivo, y basará su interacción con el niño en miradas o guiños cariñosos, además de transmitirle un sentido de atención hacia sus necesidades, sin recurrir a movimientos bruscos o a tonos de voz altos y timbres graves, para evitar infundir miedo, temor y rabia. De los 13 a los 24 meses, es posible entablar una conversación básica a través de algunas señas y de algunas palabras-concepto, pasando a una comunicación verbal para ganarse la confianza del niño; en esta fase se puede recurrir a imágenes para comunicarse con ellos o a los juegos. El juego transforma al médico de una persona desconocida y a la que se tiene miedo en una persona buena y amiga que ayuda a estar bien. En la fase preescolar (de los 3 a los 5 años) es posible involucrar al niño en el interrogatorio médico tanto con algunas preguntas generales e informales -por ejemplo, sobre el juego, la escuela, etc., para que se sienta cómodo y bien asistido- como específicas sobre su malestar. En el periodo entre los 6 y 7 años es posible acercarse al problema de salud con un enfoque cognitivo, es decir, al niño se le pueden explicar los procesos internos del cuerpo para presentar las causas del malestar e introducir el concepto de tratamiento o terapia. Hacia los 10 años el discurso se hace más concreto y se propone transmitir una mayor confianza en la cura (Orsolini 2000) y en el medicamento. A partir de los 11 años el concepto de enfermedad se acerca al que tienen los adultos y aumenta la conciencia del control y de la cura.

En la etapa adolescente, el pediatra puede pedir quedarse a solas con el asistido para mejorar la comprensión de las problemáticas que tiene. Evidentemente, la comunicación directa con el paciente será más eficaz si se ha cultivado y valorizado esta costumbre dialógica con el interlocutor cuando este era más pequeño. Cabe recordar también que los adolescentes no tienen consultas preventivas y un calendario específico de citas, como ocurre en los primeros años de vida, sino que se acude al pediatra solo en presencia de una dolencia o patología específica.

Además, Diaconescu y Moisa (2015: 335-336) consideran que cabe tener en cuenta estos aspectos psicosociales y culturales:

- adolescentes: se enfrentan a cambios importantes, y los efectos de estos cambios se reflejan en su estilo de vida y también pueden afectar a la adherencia a los tratamientos propuestos. A veces desarrollan un deseo de rebeldía que también repercute en su diagnóstico, lo que los lleva a rechazar cualquier tratamiento que pueda dañar irremediablemente su aspecto físico.
- niños y familias cuya lengua y cultura materna no es la misma que la del médico: en este caso existen considerables barreras lingüísticas y culturales y se hace patente «la necesidad de sintonizar con el entorno social y muy especialmente con los imperativos impuestos por el grupo étnico y el nivel cultural» (Cruz-Hernández 2004). La falta de adaptación y acuerdo entre los interlocutores podría tener efectos negativos no solo en el entendimiento mutuo, sino también en el diagnóstico, la terapia y la adherencia al tratamiento por parte del paciente. Otro elemento que no debe subestimarse es la religión, que a veces crea un impedimento y causa un efecto significativo en el tratamiento y la recuperación del paciente (Baccetti 2001; Andreoni, Caponi, Nembri 2019).
- niños con necesidades específicas de comunicación: esta categoría de pacientes tiene las mismas necesidades sociales, emocionales o físicas que otros niños. Para ayudar a estos pacientes, se han creado herramientas, denominadas específicamente matrices de comunicación, que les permiten expresarse mediante la comunicación no verbal, es decir, con dibujos, expresiones faciales o movimientos corporales.

En todo ello hay que tener en cuenta los principios y las líneas guía elaboradas por UNICEF y que representan los pilares de la comunicación con los niños:

1. Communication for children should be age-appropriate and child-friendly.
    a. Use child-appropriate language, characters, stories, music and humour.
    b. Encourage and model interaction;

c. Use special effects judiciously and wisely.
2. Communication for children should address the child holistically.
   a. Use an integrated rather than single-issue approach to communication.
   b. Offer positive models for adults in their relationships with children.
   c. Create "safe havens" as part of communication.
3. Communication for children should be positive and strengths-based.
   a. Build self-confidence as well as competence.
   b. Use positive modelling.
   c. Include children as active citizens who model social justice and mobilization.
   d. "Do no harm".
4. Communication for children should address the needs of all, including those who are most disadvantaged.
   a. Reflect the dignity of each and every child and adult.
   b. Be inclusive: Celebrate and value all types of diversity.
   c. Reflect and nurture the positive aspects of indigenous cultures and traditions
   d. Ensure communication is free of stereotypes[9].

Además, siempre hay que recordar que los niños se consideran «sujetos de derecho» (Braga y Tarantino 2011), es decir, conforme a la Carta Europea de Derechos de los niños hospitalizados, aprobada en 1986, los niños tienen derecho a opinar y ser escuchados e informados según la edad, las capacidades mentales y el estado afectivo y psicológico, y a entrar en relación con ellos con sensibilidad, honestidad y respeto; igualmente, en el proceso comunicativo será necesario, como destacan Diaconescu y Moisa (2015), involucrar siempre con gestos o palabras a los pequeños pacientes:

> to allow children to ask questions and take part in decision making. The best attitude is to involve children in communication and in decisions about their health; this shows respect for their capacities and enables them to be more than a pawn in the decision making process (Diaconescu y Moisa 2015: 334).

Concepto que corroboran también Arroba Basanta y Dago Elorza (2008: 30):

> es necesario prestar mas [sic] atención a su papel en la relación asistencial y considerarlos participantes capaces y cooperadores, con sus propias necesidades cognitivas y emocionales, teniendo en cuenta su maduración, el tipo de proceso y la relación entre padres e hijo.

---

9   https://sites.unicef.org/cwc/files/CwC_Final_Nov-2011.pdf [20.02.2022]

2.1.3. La figura del acompañante

En el ámbito pediátrico, el acompañante, indiscutible y casi insustituible, suele ser principalmente la madre (Lacasa Maseri, Lacasa Maseri y Ledesma Albarrán 2012)[10], seguida por los padres o los abuelos u otro acompañante (Tates y Meeuwesen 2000 y 2001; Tates *et al.* 2002; Nova, Vegni y Moja 2005; Tucci 2003; Madfes 2006). Así pues, el médico puede entrar en una verdadera «red familiar» (Ricottini 2003), cuyos miembros tienen diferentes edades, experiencias, maneras de actuar, vocación… (Diacononescu y Moisa 2015: 333). Esta consulta familiar podría plantear algunas dificultades y variantes que el médico tendrá que considerar para alcanzar un tipo de comunicación eficaz.

La familia se considera «un grupo humano en el que se desarrollan una serie de relaciones y experiencias […] y en las que se asumen roles, responsabilidades y funciones que conducen a una dinámica propia y particular, determinando su estructura» (Anduquia Vásques *et al.* 2020: 3), es decir, es una «organización de relación familiar» (Ricottini 2003), en la que tales relaciones son vinculantes y como tales crean y articulan una serie de fuerzas que unen entre sí a los miembros. Por tanto, la enfermedad de un miembro, comprendida como un estímulo externo, repercute en las demás personas del grupo y se tendrán que reorganizar los roles, actividades y responsabilidades con la intención de conservar la estabilidad inicial.

En la relación médico-paciente pediátrico, la familia, al producir un entramado de relaciones entre sus miembros, desempeña un papel sustancial: es mediadora de las necesidades del niño, asume una mayor responsabilidad interaccional y está más comprometida en cuanto al proceso terapéutico porque está estrechamente vinculada al niño desde el punto de vista emotivo (Fioramonte y Vásquez 2019). Es más, si el niño es una identidad sistémica con la familia[11], cualquier problema de aquel afectará a todo el núcleo familiar, por eso hay muchas más preocupaciones y ansiedad. Zecchi y Nucci (2017) remarcan, además, la dolorosa sensación de un progenitor ante la enfermedad de un hijo. Por su parte, también el pediatra forma parte inconscientemente de este sistema familiar, ya que su presencia no es ocasional sino estructural; además, es dentro

---

10 La madre en España culturalmente se considera la encargada del cuidado de los niños, a pesar de los avances de los últimos años en lo que concierne a la igualdad entre mujeres y hombres que permiten un reparto equilibrado de las responsabilidades en la vida profesional y privada.
11 https://ecmitalianmr.it/ [21/11/2023]

del entramado familiar donde se enriquecen de significado las diferentes modalidades de relación con él (Quadrino 2019: 39).

El objetivo principal es establecer una relación de confianza con él, ya que con el apoyo del acompañante el niño se sentirá más seguro y más inclinado a aceptar la cura. En los estudios sobre el papel del acompañante se han detectado diferentes perfiles con los que el médico tendrá que mediar.

En pediatría, por motivos objetivos (el niño pequeño no habla) o sociales (el progenitor se siente responsable del hijo), la función del familiar es activa e informa al médico de lo que le ocurre al paciente, de manera colaborativa (Madfes 2006: 176). Se trata de un acompañante «portavoz» (Madfes 2006: 175; Cordella 2011a: 473) que habla en lugar del menor. Cuando el niño es capaz de comunicarse y es activo en la conversación, el acompañante será «coparticipativo»; otras veces, aunque el paciente es (moderadamente) activo, el acompañante seguirá orquestando la interacción con el médico, como protagonista (Hernández-Flores 2017).

Sin embargo, se han detectado otros tipos de acompañantes: el acompañante que no se muestra colaborativo, de ahí que se hable de «acompañante invasivo» (Arroba Basanta y Dago Elorza 2008: 31) o «intrusivo y dominante» (Madfes 2006: 175), que se impone en el intercambio comunicativo y toma un rol activo, intentando dirigir la conversación (Turabián y Pérez Franco 2015: s.p.), se muestra agresivo y poco emotivo y, por lo tanto, es difícil entablar una relación (Venturelli s.f.). En este caso el pediatra debería «vaciar la interferencia», con frases como «¿qué supone usted que tiene?», «¿qué piensa que deberíamos hacer?»; o dirigirse al paciente cuando pueda expresarse con preguntas puente («¿qué opinas de lo que dice tu madre?») y hacer un «pacto de intervención» («primero que nos cuente X [el paciente] lo que opina y luego me comenta usted») o, si procede, intentar quedarse a solas con el niño, para evitar la imposición y la constricción del familiar. En especial, se ha apreciado que la influencia de los padres en los adolescentes puede ser un elemento intimidatorio, puesto que algunos problemas de salud podrían relacionarse con factores que el paciente quiere ocultar a la familia (Arroba Basanta y Dago Elorza 2008: 30).

Asimismo, el acompañante puede ser el verdadero «enfermo» (Arroba Basante y Dago Elorza 2008: 32) y proyectar sus síntomas y ansiedades en el paciente; esta situación es extremadamente frecuente en las consultas de pediatría (Turabián y Pérez Franco 2015), en las que el pariente puede mostrar estados psicológicos de culpabilidad, por ejemplo, que pueden obstaculizar el encuentro comunicativo. Tenemos el «acompañante inseguro, ansioso», que no le confía tan fácilmente al pediatra la salud del hijo; su emotividad lo lleva a dudar y a estar a la defensiva (Venturelli s.f.). Por último, se asiste a la figura del «acompañante pasivo» o «acompañante observador» (Cordella 2011a: 473; Turabián y Franco 2015: 210), que permanece al margen de la entrevista como mero testigo o como persona silenciosa (Madfes 2006: 174) que confía en el médico y no interfiere en sus decisiones; en este caso el profesional necesita implicarle verbalmente, dirigiéndole preguntas, o no verbalmente, a través del contacto visual, por ejemplo.

2.2. La consulta pediátrica cara a cara

Los objetivos de la entrevista clínica en general y en la atención pediátrica son tres: en primer lugar, conocer el motivo por que la familia acude a la consulta, prescribir un tratamiento o una pauta de conducta y, por último, establecer una relación asistencial provechosa con los padres y el pequeño paciente (Arroba Basanta y Dago Elorza 2008).

La relación que nace de la entrevista clínica con el paciente y sus cuidadores es determinante para la construcción del intercambio y de una alianza fecunda en el proceso de cura y en el resultado de todas las actividades relacionadas con la asistencia sanitaria, es decir, el éxito o fracaso de la atención primaria depende en gran medida de cómo el médico y el consultante con sus acompañantes se comunican. La triada tiene que estar equilibrada para que la relación asistencial sea productiva y se centre en las necesidades del niño. En pediatría, si bien es cierto que el menor es el paciente, el verdadero interlocutor es el progenitor, que pasa de ser el «pariente pobre» (Madfes 2006) a ser el portavoz, autorizado a hablar por y en nombre del niño, y el destinatario directo del diálogo con el médico; en cambio, como demuestran los estudios de Tates y Meeuwesen, (2001), Tates *et al.* (2002) y de Nova, Vegni y Moja (2005), hay una escasa participación del niño en el proceso comunicativo.

El profesional se dirige principalmente a los padres y, solo en un segundo momento, el pediatra puede involucrar al niño en la conversación. Sin embargo, cuando el médico lo requiere o cuando el niño es capaz de comunicarse, el progenitor tiene que ser un espectador atento que procura no invadir la relación médico-paciente; es más, debería dar un paso atrás si esta relación funciona (sobre todo en el caso de los adolescentes). Así pues, paciente y pariente conforman una unidad receptora, en la que ambos desempeñan el papel de destinatario directo (Madfes 2006: 170).

A diferencia de otras consultas triádicas (Madfes 2006), el acompañante construye su intervención a partir de la pregunta del médico y muy raramente habrá solapamientos con el niño. En el párrafo siguiente veremos cómo se desarrolla la consulta y el papel que adquieren los alocutarios en cada fase.

2.2.1. Estructura de la consulta pediátrica

La consulta pediátrica es un género discursivo oral, en la que hay un paciente y, como hemos visto, un acompañante que interaccionan con un profesional con el objetivo de obtener asistencia sanitaria en un marco institucional y en un entorno de servicio público (Valero 2008), y responde a unas reglas estructurales preestablecidas. En este encuentro social cada uno de los participantes activos (profesional, familia y/o paciente) adoptan roles específicos y diferentes de acuerdo con la relación asimétrica y la diferente distribución del poder comunicacional. En el diálogo se darán, por lo tanto, diferentes relaciones de desigualdad en cuanto a duración del turno, saber compartido y cercanía, lo que influirá en la construcción de la entrevista (Madfes 2006: 172).

Los interlocutores ocupan una posición asimétrica prototípica (Ainsworth-Vaughn 1998; Orletti 2000): el médico goza de un nivel especializado de conocimiento y experiencia clínica y este poder social le consiente imponer su punto de vista (Cordella 2004), determinar el tipo de discurso que hay que utilizar y el orden que tienen que ocupar los participantes; el paciente y/o el acompañante, por su parte, poseen un menor dominio de los conocimientos especializados, aunque, en los últimos años, se han empoderado y ejercen un mayor control en el cuidado de su salud y en la comunicación (cfr. cap. 1), conservan de manera vívida la experiencia de la enfermedad y se encuentran en un estado de necesidad. La asimetría determina también un acceso desigual a los poderes de gestión de la interacción, es decir, la alternancia de los turnos está predeterminada y solo uno de los interlocutores controla el desarrollo y la organización del encuentro comunicativo.

La estructura de la consulta en pediatría consta de las mismas fases que la consulta con adultos, como se ha podido comprobar en Mapelli (2020), a saber: *acogida, anámnesis/interrogatorio, exploración, diagnóstico, tratamiento y despedida* (Tucci 2003, Ricottini 2003). Se trata de una secuencia que suele repetirse de forma lineal en todos los encuentros, aunque puede haber alguna excepción; por ejemplo, cuando un lactante necesita una toma, el médico puede empezar con la exploración física y dejar el interrogatorio mientras la mamá esté amamantando.

En primer lugar, la *acogida*, es el momento en el que el paciente y el acompañante entran en la consulta. Los primeros ritos típicos de la cortesía social, como los saludos, la sonrisa, un apretón de manos o la postura del cuerpo son importantes para establecer las primeras impresiones mutuas y para crear un ambiente terapéutico adecuado con un clima socioemotivo distendido (Borrell-Carió 1989).

Estos preliminares pueden variar según sea la primera consulta o si los participantes ya se conocen; además, suelen durar poco, aunque en algunos casos es importante detenerse un poco más en esta fase para establecer una buena relación «amistosa» con el niño de modo que se sienta más cómodo y los acompañantes más tranquilos, lo que repercute positivamente también en el menor. En estos primeros minutos, pueden tener lugar algunos reajustes conductuales en grado de determinar el éxito de la consulta y de la relación entre profesional/paciente/familia.

Cabe destacar que un clima emotivo relajado influye en la capacidad de comprensión recíproca y en la calidad de la relación. El trato más humanitario se tiene que combinar con la formación del médico para una mejora de la asistencia y la cura de la enfermedad (Oliveros-Donohue 2015). Se debe imponer un modelo de compromiso y de confianza recíproca (Hernández-Flores 2019) en el que se compartan las decisiones y la responsabilidad.

La capacidad de averiguar y entender por qué un paciente y sus padres acuden al médico y acordar con ellos qué hacer supone para el pediatra ciertas habilidades comunicativas y no solo técnicas. No se trata solo de diagnosticar una enfermedad y prescribir un tratamiento, sino de tener en cuenta todos los componentes psicológicos y sociales. La comprensión humana y una buena formación para entablar un diálogo bidireccional con la familia y el paciente son fundamentales para crear y mantener la adhesión del destinatario (Cruz-Hernández 2004).

El interrogatorio o *anamnesis* supone el verdadero comienzo de la consulta. En esta fase se presenta el problema y se recogen datos de diferente tipo y se firma «el pacto de honor y de amor entre padres, niño y pediatra» (Carnelli en Tucci 2003: 36-37), es decir, se empiezan a negociar las estrategias comunicativas (Ricottini 2003: 11). Las preguntas desempeñan un papel crucial en la construcción de un proceso informativo eficaz, en el compartir las decisiones sobre el comportamiento que habrá que adoptar y los tratamientos, en la motivación del paciente/familiar y en la creación de un ambiente de escucha activa y recíproca.

El médico es el que abre el intercambio y, principalmente en el primer encuentro, empieza por la anamnesis familiar, con la que se quiere averiguar si hay enfermedades que podrían ser hereditarias y se pretende comprender las costumbres y el estilo de vida de la familia (es decir, se otorga importancia también a la esfera psicosocial, no solo al ámbito biológico); se pasa luego a la anamnesis fisiológica para recopilar información sobre el embarazo, el parto y el periodo neonatal, las vacunas y las costumbres alimentarias del niño; se sigue con la anamnesis patológica remota, es decir, la historia clínica del niño, fundamental para descubrir eventuales patologías crónicas; después tiene lugar la anamnesis patológica próxima, es decir, la evaluación del evento que ha provocado la consulta pediátrica, donde el médico recoge información sobre los síntomas y eventuales fármacos que ya se le han suministrado al pequeño paciente y, por último, la anamnesis farmacológica, para saber si el niño está tomando otros medicamentos por otros motivos, si tiene alergias o ha manifestado efectos adversos.

En la anamnesis el médico es el receptor del mensaje, mientras que el locutor principal es el progenitor que explica los síntomas y ofrece detalles, erigiéndose como portavoz del paciente y destinatario directo (acompañante portavoz). Sin embargo, huelga decir que el niño, incluso en los casos en los que no es capaz de comunicarse verbalmente, puede intervenir con señales débiles no verbales (llanto, movimiento de las partes del cuerpo, reacción ante un desconocido) y el pediatra tendrá que tenerlo en cuenta. En cambio, si el niño habla, el pediatra tendrá dos interlocutores (el progenitor pasa a ser coparticipante). De todos modos, se utilizarán dos modalidades distintas, una directa y otra indirecta para interactuar: la modalidad directa caracteriza la relación médico-familiar; en la modalidad indirecta, o «affidata» (Ricottini 2003), se precisa la presencia de un mediador que amplifique la eficacia del mensaje, sin modificar el contenido. A su vez, el niño, según la edad, puede ser objeto o sujeto de la comunicación. En este caso, existe el riesgo de que el niño sea un simple «testigo» de los padres, es decir, estos inducen lo que el niño dice, queriendo otorgar más autoridad a la información que han transmitido al médico y ratificar sus afirmaciones, como puede observarse en enunciados como «díselo tú también, que te duele siempre la cabeza por la mañana». Sin embargo, el facultativo muestra cierta inclinación al establecimiento de una relación con el paciente para favorecer la complicidad enfocada hacia el control y crear un clima de confianza, incluso si el menor no habla, y para que el proceso de cura se cumpla con satisfacción. Durante el encuentro se establece un clima emotivo que influye en la capacidad de comprensión recíproca; la calidad de la relación está determinada por la actitud del médico y la percepción del paciente y del progenitor. Cuando el niño es más grande, el pediatra puede tratar de hablar a solas con él, como ocurre por ejemplo con los adolescentes. En este caso, el joven asume un mayor grado de autonomía, aunque el médico tratará de hacer partícipe a la familia de los problemas de salud del paciente, pero siempre con su consentimiento. El objetivo de la asistencia a un adolescente es guiar y proteger su bienestar físico y emocional, por una parte, y, por otra, prepararlo para su entrada en el mundo de la asistencia médica con confianza, responsabilidad e independencia (https://healthychildren.org/).

El familiar mismo puede repetir lo que le ha referido el hijo; de hecho, se recurre a menudo a expresiones como «doctor, él dice que le duele siempre la cabeza por la mañana»; una vez más, el emisor intenta anular la figura del niño y establecer una relación prioritaria y exclusiva con el médico.

Así pues, el pediatra se encontrará con dos mensajes que pueden ser concordantes o discordantes y tendrá el delicado deber de intervenir para que progenitor e hijo elaboren una información compartida, puesto que si no considera lo que ha dicho el paciente podría deteriorar la relación con él y comprometer el proceso de cura.

Desde el punto de vista discursivo, el médico tiene que formular preguntas; en particular se recurre a preguntas cerradas (aquellas que implican solo la opción sí o no o una respuesta breve y sencilla), que remarcan la posición de asimetría entre los interlocutores, para orientar al destinatario hacia la información que más le interesa. Se recurrirá, en cambio, a preguntas abiertas para dar espacio a las emociones y a la perspectiva psicosocial (Mapelli 2020). Este tipo de preguntas, si bien son menos frecuentes en esta fase, son más eficaces, crean un contexto armónico en el que el interlocutor puede compartir su historia con el médico y establecen una relación más empática entre profesional y familiar. Pueden aparecer también preguntas eco para indicar que el médico ha recibido el mensaje o para volver a pedir indirectamente al paciente/familiar que aclare el discurso.

Se pasa luego a la *exploración* y a la palpación, esenciales para orientar el diagnóstico. Durante esta fase, es importante explicar lo que se está haciendo y al mismo tiempo es posible entablar una breve conversación informal sobre temas que se desvían del campo médico. El contacto visual con el niño, los mimos, dejar que el niño toque para familiarizarse con el instrumental del médico son estrategias que sirven para que se establezca una relación de confianza entre ellos. En esta fase, el protagonista es el profesional, que adquiere el rol de juez al tener que formular su juicio sobre la enfermedad al cabo de la exploración.

Aunque en la anamnesis el familiar es el protagonista, hay que considerar que en algunos contextos multilingües puede ocurrir que los pacientes conozcan la lengua del médico mejor que sus padres y, por ello, tienen que actuar como «intérpretes improvisados entre su familia y el pediatra» (Arroba Basanta y Dago Elorza 2008: 30).

El *diagnóstico* es el momento más delicado de toda la interacción, puesto que, si coincide con el que habían pensado los padres, se aceptará fácilmente; en cambio, si el progenitor lo rechaza empezará la fase más crítica de explicación. Por eso, el tipo de relación de confianza y complicidad que se ha creado entre médico-progenitor es importante para que este acepte el resultado. Es decir, si en la anamnesis se ha realzado el rol de los padres, el pediatra necesita proteger y realzar su rol en el diagnóstico para que se lleve a cabo el tratamiento (Tucci 2003). En pediatría, a partir de este momento hay que tranquilizar al paciente y participar emotivamente en su problema, para que el facultativo mantenga tanto su adhesión como la de los familiares.

Por último, en la *parte resolutiva*, el pediatra explica el tratamiento de forma clara, intentando involucrar al niño cuando se precise, negocia nuevos hábitos, las medidas preventivas o el diagnóstico mismo y, si fuera necesario, puede derivar al paciente a un especialista. Es muy importante ser didácticos para que los padres puedan comprender toda la información y hacer un uso correcto y adecuado de la comunicación no verbal. La escucha activa, la sinceridad o la comprensión son elementos muy valiosos para apoyar tanto a los enfermos como a los acompañantes. Estos últimos se convierten en el referente por lo que respecta a la administración de los medicamentos y en el supervisor de las indicaciones del médico.

En la *despedida*, el facultativo puede mostrarse más relajado y utilizar tonos menos jerárquicos y más familiares para resumir las prescripciones, evaluar la correcta comprensión del mensaje y alentar a las familias.

En las consultas es muy importante practicar una educación sanitaria eficaz, dotando a los padres de los instrumentos que puedan ser utilizados para una mejor relación asistencial sin incurrir en el pánico cada vez que el niño manifieste alguna dolencia. Este es también uno de los retos que se propone la Asociación Española de Pediatría de Atención Primaria con el lanzamiento en mayo de 2022 de la app gratuita Salud Infantil PAPI-PSI (Programa de Actividades Preventivas de la Infancia y de la Adolescencia - Programa de Salud Infantil)[12], que se configura como una guía de consejos para las familias y los menores sobre temáticas diferentes.

Además, es importante valorar la estructura triangular que se crea entre los tres interactuantes -progenitor, pediatra, niño- para evitar fallos comunicativos y, asimismo, para tener una visión completa de la entidad de la enfermedad, formular una evaluación atinada de la terapia y, por último, dar respaldo emotivo a los padres con el objetivo de lograr la aceptación de la enfermedad en los casos graves (Burgio y Notarangelo 1999).

Cabe destacar que hoy en día, además de las tradicionales consultas cara a cara, o de las conversaciones telefónicas, el médico puede realizar consultas

---

12   APP Store en los móviles Apple y en el Play Store de los móviles Android

telemáticas a través de los nuevos soportes (mensajería instantánea de WhatsApp o de Instagram u otras plataformas). Esta modalidad es cada vez más explotada y a su vez más cómoda para las familias, aunque de forma telemática no se realizan diagnósticos, como destacan los mismos pediatras en sus perfiles de las redes sociales.

En las redes sociales se volverá al modelo diádico, en el que el médico tendrá como destinatario la comunidad de los progenitores. En la segunda parte del libro nos centraremos concretamente en las estrategias discursivas y en la gestión de la relación interpersonal en Facebook y en Instagram.

Cap. 3 Marco teórico-metodológico: actividades de imagen, polifonía y afecto

3.1. El concepto de imagen

El concepto de imagen (*face*), como categoría pragmalingüística, procede del ámbito de la sociología y fue elaborado por Goffman (1959), quien destacó el papel central que tiene en las relaciones sociales de los individuos. La imagen es la percepción social de uno mismo o, en otras palabras, la imagen pública que un individuo adquiere en un contexto social específico. Esta imagen posee una vertiente emocional y social que cada individuo espera que los demás respeten. Es un concepto esencial en la vida social del individuo, porque cada ser humano desea transmitir una imagen precisa, potencialmente positiva, que tiene que ser respetada en el contexto social en el que se mueve. Esta imagen «pública» resulta ser el fruto de una constante negociación entre los interlocutores.

Este concepto enlaza, por lo tanto, la imagen individual, entendida como el conjunto de cualidades que pertenecen a una persona, a la imagen grupal (Bravo 1999; 2002) o identidad (Fuentes Rodríguez 2013: 20), es decir, la valorización de la imagen de un gremio o de un grupo social con el que el hablante se identifica. Se trata de percepciones acerca de quiénes somos en relación con los demás; percepciones que dependen de varios factores como, por ejemplo, el valor que cada cultura otorga a ciertos roles, la forma en que nosotros mismos evaluamos nuestras experiencias personales o profesionales o las distintas posiciones de poder propias de cada sociedad y de los diferentes procesos de socialización (Bravo 2003: 100).

Las circunstancias en las que se produce la interacción y la finalidad comunicativa explican el empleo de imágenes diferentes, cosa que ocurre también en algunos monólogos en los que se advierte una faceta socializadora y la existencia de un interlocutor. La imagen se define como el valor social que se enmarca en el deseo relacional de los individuos y, por eso, está presente en cada acto comunicativo, ya que la lengua es un medio de relación interpersonal.

Los individuos tienen necesidades o deseos de imagen, *face wants* (Goffman 1967), es decir, cada persona reclama para sí una imagen que, en los intercambios comunicativos, espera proyectar en los demás y desea que sea respetada y valorada por los demás. La imagen, por lo tanto, es

> the positive social value a person effectively claims for himself by the line others assume he has taken during a particular contact. Face is an image of self, delineated in

terms of approved social attributes – albeit an image that others may share, as when a person makes a good showing for his profession or religion by making a good showing for himself (Goffman 1967: 5).

La imagen que el individuo ofrece a los otros en el escenario comunicativo es un constructo social y se configura como una máscara, una «fachada personal», de acuerdo con el posicionamiento del interlocutor con respecto a los demás. No es una construcción arbitraria, sino que expresa valores –positivos o negativos– y jerarquías socialmente aceptadas (Goffman 1959: 47-63), es decir, la imagen es relativa entre los interlocutores y sus comportamientos estarán orientados a protegerla y a negociarla, según las expectativas que cada uno tiene a lo largo del desarrollo conversacional.

Uno de los aspectos clave de la socialización es, pues, la habilidad para asumir de forma apropiada las diferentes imágenes y roles según el contexto (Goffman 1959: 82-88).

Este concepto representa el eje vertebrador de la teoría de la cortesía lingüística (*politeness*) de Brown y Levinson (1987), quienes reconocieron aspectos complementarios «positivos» y «negativos» para expresar necesidades universales, independientes de una determinada lengua o cultura. La imagen positiva es la aspiración de ser apreciado socialmente por otros, que se relaciona con la autoestima y el deseo de estar conectado con otros; en cambio, la imagen negativa, el *territorio*[1] en términos de Goffman, es el deseo de mantener la propia libertad de acción, que se relaciona con la autonomía y la independencia de cada acto impositivo.

En el intercambio comunicativo, habrá al menos dos imágenes positivas y dos imágenes negativas que será necesario preservar ante las posibles amenazas que se pueden crear durante la interacción. Se hablará, por lo tanto, de cortesía positiva y de cortesía negativa. La primera es una manifestación de solidaridad hacia el interlocutor, la demostración de comprensión hacia el interlocutor, orientada hacia el realce y la aprobación de la conducta y hacia la inclusión en un grupo y la empatía; la segunda se refiere a acciones que quieren respetar el territorio, la autonomía del individuo y la necesidad de autodeterminación, minimizando la imposición de una conducta. Es decir, la cortesía negativa es la esencia del comportamiento respetuoso y es frecuente en los discursos en los

---

1 Según Goffman (1967), el territorio es el espacio de acción de cada individuo en cuanto ser social. Comprende el territorio corporal y espacial, y todo lo que entronca con las ideas y sentimientos del individuo y la organización de su tiempo y de su agenda.

que los participantes muestran una gran distancia social, mientras que la cortesía positiva es la esencia del comportamiento «familiar» y «distendido» (Brown y Levinson 1987: 30).

A pesar de que en la interacción es necesario cooperar para mantener el equilibrio entre las imágenes, en muchas ocasiones pueden realizarse actos amenazadores de la imagen tanto del hablante como del oyente (*face-threatening acts* o FTAs). Por ejemplo, una petición es un acto lesivo de la imagen negativa del destinatario; un agradecimiento es un acto amenazador de la imagen negativa del hablante; la acusación, la queja o el insulto son actos que amenazan la imagen positiva del interlocutor; por último, admitir una culpa o una responsabilidad amenazan la imagen positiva del hablante.

Según Brown y Levinson (1987), las variables que inciden en la gravedad de un acto de habla son tres: por una parte, la distancia social entre los interlocutores; por otra, el poder relativo del enunciador sobre el enunciatario; finalmente, el grado de imposición del acto. Si el riesgo de amenaza y pérdida de la imagen es alto, se recurrirá a actos mitigadores; en cambio, si el riesgo es mínimo o nulo, se puede llevar a cabo el acto sin atenuadores. Así pues, a una mayor distancia social y de relación vivencial corresponde una mayor necesidad de empleo de actos corteses; a mayor simetría, menor necesidad de recursos de reparación.

El grado de amenaza y los factores contextuales impondrán deferentes tipos de estrategias (Brown y Levinson 1987: 68-71):

- estrategias abiertas y directas: se realiza el acto amenazante sin reparación porque se quiere herir explícitamente la imagen;
- estrategias abiertas e indirectas con cortesía positiva: se realiza el acto amenazante, pero se acompaña con algunas estrategias de aprecio hacia la imagen positiva del oyente;
- estrategias abiertas e indirectas con cortesía negativa: el acto amenazador de la imagen negativa se mitiga en la misma formulación;
- estrategias encubiertas: el hablante oculta su intención para que no le atribuyan la voluntad de amenazar la imagen;
- no realización del acto amenazante.

En esta teoría, el foco era la imagen ajena y no la propia, que, en cambio, no es menos relevante; de hecho, Hernández Flores arguye que

> [...] la imagen del hablante se ve afectada de la misma manera que la del destinatario, pues si bien la cortesía trata de satisfacer los deseos de imagen del otro, al mismo tiempo está satisfaciendo los propios (2004: 95).

El mantenimiento y equilibrio de la propia imagen y de la imagen de los demás es, por tanto, una condición necesaria para la realización de cualquier interacción y para lograr un beneficio mutuo de la interacción (Hernández Flores 2004: 100), es decir, para valorizar las imágenes de todos los interlocutores (Kerbrat-Orecchioni 2004: 45). Por eso, que la cortesía es un principio pragmático que garantiza el mantenimiento de la interacción sin tensiones, en la que se cuidan tanto la imagen del yo como la del tú, para lograr un beneficio mutuo, un equilibrio entre la imagen del hablante y la del destinatario.

En sus diferentes formulaciones en el ámbito hispánico (Bravo 1999, 2003; Bravo y Briz 2004; Placencia y García 2007), el concepto de cortesía como valor universal se pone en tela de juicio y se subrayan las variaciones socioculturales de las estrategias de cortesía. De hecho, la imagen no es solo el producto de una interacción, sino que es un producto del contexto sociocultural (Bravo 2000); así, la manera en la que se construye y se percibe la imagen, las expectativas a las que enfrentarse y, por lo tanto, la aceptabilidad de las actividades de imagen para salvaguardar tanto la imagen como la interacción están sometidas a factores socioculturales.

Además, se infiere que este planteamiento tiene una visión pesimista de las relaciones sociales, ya que considera que siempre debe estar presente una potencial agresividad dirigida a la imagen (Kerbrat-Orecchioni 1992) y «una constante lucha de amenazas» (Vivas Márquez 2014: 157), sin que se contemplen los actos corteses desinteresados o intencionalmente descorteses, es decir, actos que no surgen por necesidades mitigadoras (Bravo 2002; Hernández Flores 2002; Barros 2012, 2014, 2018), sino que son actos de refuerzo de la imagen (*face flattering acts*) que simplemente se proponen estrechar relaciones (Albelda 2005; Barros 2011).

3. 2. Las actividades de imagen

Otro concepto que deriva de las reflexiones sociopsicológicas de Goffman (1967:12) es el de *facework*, para referirse a las acciones emprendidas por una persona a fin de que su comportamiento sea coherente con la imagen social (Hernández Flores 2013: 178). Estas acciones son imprescindibles para salvar, preservar o mantener la imagen propia o de los demás en el que caso de que se produzcan amenazas a estas imágenes.

Goffman relacionaba las actividades de imagen más bien con las actividades atenuadoras de las amenazas a la imagen, es decir, las consideraba sinónimo de cortesía; sin embargo, hay estudios que demuestran que las actividades de imagen son también aquellos actos que pretenden realzar, elogiar y valorizar la imagen (propia y de los demás) o amenazarla con fines (des)corteses o no (Hernández Flores 2013). Las actividades de imagen, por lo tanto, no entroncan solo con la cortesía (cortesía valorizadora o mitigadora), sino también con otros fenómenos, como la descortesía (Bernal 2007; Brenes 2009), que está encaminada a deteriorar la imagen del oyente/hablante y la autocortesía o actividades de autoimagen (Bravo 2005; Hernández Flores 2002, 2013; Brenes 2009; Mapelli 2019; Mapelli y Piccioni 2023), que se proponen beneficiar la imagen del hablante.

Estas actividades de imagen forman parte de las relaciones interpersonales y están motivadas por dos necesidades humanas, que se concretan de manera diferente en cada cultura (Bravo 2003: 106):

- imagen de autonomía: es la necesidad de un individuo de ser reconocido como un sujeto autónomo y diferente del grupo; incluye todos aquellos comportamientos relacionados con la forma en que una persona quiere percibirse a sí misma y desea ser percibida por los demás como un sujeto con su propio contorno dentro del grupo; responde a la necesidad de autoafirmación, al deseo de cada individuo de expresarse con fuerza y determinación dentro de un grupo, más que al deseo de ser independiente (Hernández Flores 1999: 4);
- imagen de afiliación: consiste en la necesidad de un individuo de ser reconocido como miembro del grupo al que pertenece de acuerdo con la naturaleza social del ser humano; incluye, por tanto, todos aquellos comportamientos que reflejan la forma en que un individuo quiere percibirse a sí mismo y ser percibido por los demás en relación con las características que le unen e identifican con el grupo al que pertenece. Comprende los rasgos que describen a una persona en su identificación con el grupo y responde a una necesidad de confianza que favorece una mayor cercanía y familiaridad capaz de involucrar a los individuos en un grupo determinado (Hernández Flores 1999).

Para Bravo (2002: 144), la autonomía y la afiliación son categorías universales pero vacías y englobadoras, es decir, que se rellenan de significados y valores según el contexto sociocultural y las convenciones sociales de los hablantes. Por ejemplo, en algunos países de lengua española, la autonomía se plasma en la expresión de autoafirmación y autoestima en el sentido de «ser original y consciente de las buenas cualidades sociales propias» (Bravo 1999: 68), que permite al individuo destacarse del grupo y expresar sus opiniones persuasivamente y con fuerza; en cambio, la afiliación se manifiesta en actos de afecto, solidaridad, confianza, que engloban al interlocutor en un clima de profunda familiaridad, como han demostrado Hernández Flores (2002; 2020) y Bernal Linnersand (2007). Este sentido de una mayor confianza supone una mayor integración en el grupo, permite hablar más abiertamente, e implica un mayor grado de familiaridad. Esta noción no se refiere al deseo de ser apreciado, sino más bien al deseo de desarrollar relaciones interpersonales cercanas y empáticas, aunque creemos que, como veremos más detenidamente en los capp. 4 y 5, en las redes sociales las estrategias afiliativas sirven para resaltar aún más la autonomía, es decir, para ser apreciados como buenos expertos, ser elegidos como puntos de referencia y conseguir vender una marca.

Además, Albelda (2004: 115-116) sugiere que considerar la imagen en términos de deseo de autonomía y de afiliación posibilita contemplar tanto la cortesía mitigadora como la cortesía valorizadora:

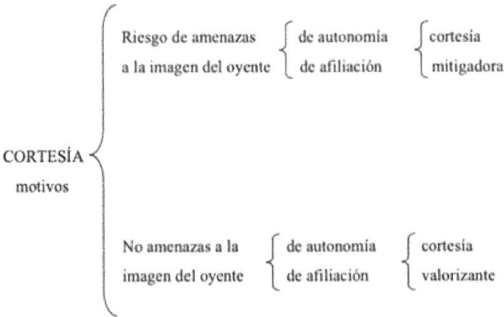

Figura 1. Nexo entre situación comunicativa (presencia o ausencia de amenaza a la imagen), imagen de afiliación y autonomía, y cortesía valorizadora y mitigadora (Albelda 2004: 115-116)

Por este motivo, incluso los comportamientos discursivos de cortesía destinados a proteger o reafirmar la imagen de autonomía (propia o ajena) -considerados comportamientos de cortesía cuando tienen como objetivo proteger o mejorar la imagen del destinatario o aquellos aspectos de la propia imagen por los que el destinatario se sentiría comprometido- tienen en realidad como fin último crear una relación interpersonal sólida entre los interlocutores y, por tanto, reforzar su imagen de afiliación; y, al revés, a través de la afiliación se intenta valorizar la autonomía. Para explicar esta interconexión, podemos pensar en el médico, que procura realzar su propia imagen e intenta realzar también la imagen del interlocutor/paciente (por ejemplo, valorizando su comportamiento). Las actividades de imagen sirven para reforzar la imagen de afiliación de ambos interlocutores, ya que tienen como fin último modificar positivamente la relación interpersonal entre ellos; por otra parte, estos comportamientos pueden considerarse como destinados a reforzar la imagen de autonomía de los participantes, es decir, el deseo de ser reconocidos en sus papeles específicos de «médico» y «paciente», y, por otra parte, se enfocan a satisfacer su imagen de afiliación, es decir, el deseo de ser reconocidos en sus aspectos comunes y, por tanto, como grupo unido en la relación «médico-paciente».

De ese modo, las actividades de imagen tienen un *efecto social* (Bravo 2002) sobre la imagen de todos los interactuantes y sobre el clima socioemocional de la interacción. El efecto social se puede analizar en los siguientes términos:

- direccionalidad: qué interlocutor (hablante u oyente) está más influenciado por el comportamiento comunicativo realizado;
- modalidad: el efecto que cada acción comunicativa tiene en los interlocutores; el efecto social puede ser positivo, negativo o neutro (Hernández Flores 2013: 182).

Se construye de esta manera un modelo tripartito de actividad de imagen que comprende la cortesía, la descortesía y las actividades de autoimagen. En concreto:

- Si un comportamiento comunicativo tiene un efecto social bidireccional equilibrado y positivo en la imagen de todos los interlocutores, se hablará de *cortesía*. Se valorizarán, protegerán y reforzarán ambas imágenes para crear una situación ideal de armonía a la que aspiran todos los interlocutores cada vez que se realice una amenaza y se produzca un desequilibrio entre las imágenes. Hay que subrayar que, según Bravo (2001), Briz (2007) y Bernal (2007), existen dos tipos de cortesía: una *normativa* o *convencional* y otra *estratégica*. La *cortesía normativa* o *convencional* se refiere a las conductas comunicativas ritualizadas que se basan en las tradiciones y normas culturales (como, por ejemplo, los saludos, las fórmulas de agradecimiento, las despedidas, las disculpas, etc.) con fines sociales (Barros 2011: 257). En cambio, con la *cortesía estratégica* el hablante respeta, protege la imagen del interlocutor para que sus mensajes resulten más eficaces. Asimismo, conviene distinguir entre la *cortesía mitigadora* o *reparadora* de Brown y Levinson, que da cuenta de los actos de amenaza a la imagen y la *cortesía valorizadora* (Barros 2011), que surge para colaborar, agradar al otro y así potenciar la relación y acercarse al interlocutor a través de actos de refuerzo de la imagen.
- Si un comportamiento tiene un efecto negativo, hablaremos de descortesía. Hay que tener en cuenta que cuando se amenaza y menosprecia al interlocutor se ve afectada negativamente también la imagen del emisor de tal lesión;

sin embargo, a veces, puede tener efectos múltiples -positivos o negativos- para el hablante según los factores contextuales, como puede ser el rol que se tiene dentro de un grupo y la afiliación del hablante a un determinado grupo (por ejemplo, el efecto en un oyente externo puede ser positivo si comparte la posición del emisor del acto descortés).
- Si la actividad comunicativa tiene un efecto bidireccional neutro tanto para el emisor como el destinatario, se tratará de *actividad de autoimagen*. Cabe destacar que, aunque el efecto se refleja principalmente en la imagen del emisor, y no hay un deseo explícito de buscar el equilibrio entre las imágenes, el efecto es bidireccional en aras del «continuo social» que impone algún tipo de efecto en las imágenes de todos los interactuantes (Hernández Flores 2013: 183).

3.3. Marca personal y posicionamiento

Como destacamos en el cap. 1, los médicos consideran internet y las redes sociales un elemento esencial de su práctica profesional, ya que crean una relación más humana y empática con el público y aumentan la credibilidad del facultativo (Brown 2020). Sin embargo, creemos que, además de favorecer la conexión entre individuos y servir para divulgar contenidos relevantes basados en la evidencia científica de manera más cercana, también las redes sociales en el ámbito de la medicina son un canal de venta poderoso, ya que suponen un escaparate inmejorable para productos y servicios, y para ello será necesario adoptar unas estrategias precisas de *marketing*.

Los médicos han reconocido este potencial y emplean cada vez más este espacio para conectar con la audiencia a través de contenido informativo y educativo, además de promocionar sus servicios.

A raíz de estas consideraciones, sostenemos que en las redes el discurso y el complejo entramado de actividades de imagen sirven para confeccionar una imagen precisa de sí mismos: una imagen de persona competente en el campo de la salud y proveedor de atención médica, una imagen de persona cercana con sentimientos capaz de identificarse con las seguidoras, que encubre el fin comercial de vender productos y adquirir nuevos clientes. La aparente autenticidad es el eje de la comunicación de los influyentes, es más, es aquella cualidad la que hace que una persona sea más influyente que otra en la venta de productos. La cuidadosa construcción de lo auténtico es lo que ha permitido a los más influyentes obtener beneficios, marcar la diferencia en la percepción y en el número de seguidores (Hund 2024). En el ámbito médico esta práctica puede conllevar muchos problemas, ya que permite difundir desinformación o propagar ideales poco saludables.

Así pues, a través de las actividades de imagen, los médicos crean una marca personal (*personal branding*), una herramienta de desarrollo estratégico que consiste en identificar y comunicar unos atributos en línea con las expectativas de los pacientes para aumentar la reputación *online* (los comentarios positivos de los pacientes, las reseñas favorables y las recomendaciones en las redes sociales pueden contribuir a construir una imagen positiva del médico) y *offline* (aumentar el número de pacientes en la consulta física)[2], generar confianza y fidelizar al público. En nuestro caso, veremos que los pediatras construirán una imagen profesional para reforzar la confianza entre los seguidores y una imagen más personal para que los progenitores se sientan más cómodos e identificados. Es decir, es importante que la imagen que quieren vehicular coincida con la que los demás tienen de ellos para que la marca personal resulte de éxito. El profesional con una marca personal definida y estudiada va a tener más peso y va a ser considerado como un médico que ofrece información valiosa y, por lo tanto, resulta ser más creíble, confiable y útil (Peters 2012). Es necesario, pues, que el profesional sanitario destaque por su profesionalidad y sus conocimientos para que el entorno pueda sentir que puede confiar en su capacidad. Con este propósito, tiene que recurrir a una serie de estrategias para competir por la atención e involucrar a sus contactos.

El paciente/*follower*, por su parte, se convierte también en cliente, puesto que los creadores de contenido se aprovechan del público como recurso para monetizar (Hund 2024): cuantos más seguidores, más dinero y, además, los seguidores pueden acceder a los servicios del médico (acudir a una consulta en presencia u *online*; adquirir libros o cursos…) y no solo, ya que pueden evaluar al médico (cfr. por ej. en Doctoralia, aplicación que consiente elegir a un profesional y valorarlo) como se hace con cualquier producto que se adquiere en el mercado.

El concepto de *posicionamiento* es una parte integrante del *marketing* y se refiere a todas las actividades promocionales que sirven para que un producto o una marca ocupe un lugar claro, distintivo y deseable en relación con los productos de la competencia en la mente de los consumidores objetivo (Kotler y Armstrong 2008 75).

Es necesario promocionar mensaje simples, claros y directos con una marca fácilmente reconocible. El *personal branding* consiste en la transmisión efectiva

---

2 Muchas seguidoras solicitan convertirse en clientes en la vida real; a su vez, los médicos no pierden ocasión para publicar un enlace donde pedir cita en la clínica en la que trabajan.

de mensajes, ideales, en concreciones acerca de uno mismo para crear una relación personalizada con el entorno. Se trata de una comunicación estratégica que refleja el valor de la personalidad a través de lo que se dice. De hecho, si se quiere generar confianza es importante mostrar el rostro y no esconderse detrás de imágenes ambiguas; el público tiene que reconocer la marca asociándola a una necesidad específica, es decir, en nuestro caso, el pediatra se configura en la mente del cliente como persona capaz de ofrecer una solución a sus problemas en cualquier momento. Asimismo, pensamos que al lado de las actividades de autoimagen se manifiesta una pérdida de la intimidad de las personas a favor de la *extimidad* (Tisseron 2001), es decir, el proceso por el cual se exponen a otras personas momentos íntimos y privados como estrategia afiliativa, con el objetivo de ser validados por aquellas. Esto es, los grandes desempeños se basan en la solidaridad, la empatía, la colaboración emotiva. En definitiva, en las redes es necesario vehicular un mensaje de (pseudo)autenticidad y cercanía y un mensaje centrado en los atributos profesionales para que la comunicación sea más auténtica y efectiva que la de los *mass media* tradicionales. En particular, en el ámbito médico se publicará información veraz frente a la infodemia y a los bulos que los padres pueden encontrar en la red; una información constante[3]

---

3   De hecho, cuando los pediatras saben que no van a publicar contenido se sienten en la obligación de dar explicaciones. Por ejemplo, en una *story* de *Dospediatraencasa* aparece este mensaje acompañando a una foto donde se ve el mar y la playa: «Mañana no habrá post semanal, que estamos a otros menesteres Jo jo jo…»; asimismo, *Lapediatralaura* en una *story* en la que enseña parte de la nueva clínica que va abrir escribe: «He estado un poco ausente esta semana… pero es que estoy ultimando todo para abrir lo antes posible». En *Nereapediatra* en la *story* con la foto de ella con la barriga y la primera hija en la playa leemos:
«Este 2023 estoy «horneando varias cosillas lentamente, muyyy lentamente… Y aquí tenéis uno, el más importante, de los motivos de mi ausencia las últimas semanas. Así es en verano seremos uno más. Este segundo embarazo está pasando volando y, sin darnos cuenta, hemos cruzado el ecuador. P.D: los demás motivos os los contaré en su debido momento #maternidad #baby2#embarazo» [en la foto se ve la ecografía del niño].
DoctoradiPediatra, en la historia con una foto de ella en primer plano, se lee en tres recuadros: «HOLA! / Siento que últimamente he pasado muy poco por aquí, he estado bastante ocupada con varias cosas: / –Muuuchos niños en la consulta – he estado malita (otra vez ventolín) pero ya estoy mejor / Curso especialista sueño infantil de ISNUT (en esta edición hago de docente y de alumna!) – Preparando varios contenidos para YouTube / Instagram (os cuento más en el siguiente story) – Y también preparando un viaje que no tiene nada que ver con el trabajo». En la *story* siguiente se

y clara; y, al mismo tiempo, se diluirá la esfera pública y privada para dar más credibilidad a la imagen a través de un «trabajo emocional» (Marwick 2010) y de una «oferta de valor» (Kotler y Armstrong 2008). La versatilidad de las redes permite a los médicos humanizar la marca y diversificar los contenidos, en algunos casos con un toque de humor. Esta pretendida autenticidad contribuye a desdibujar los confines entre la profesionalidad médica y la empatía (Basto Correa s.f.) y a perfilar al médico como un amigo cercano.

3.4. El rol

La imagen social se relaciona con otro factor social, el rol (Goffman 1961; Bravo 1999) que corresponde no solo a los rasgos sociales más o menos permanentes (sexo, edad, nacionalidad), sino también a la posición que ocupa la persona en el grupo y en la situación concreta en la que se encuentra, comprendiendo lo que le correspondería hacer según el evento comunicativo y su relación con los demás interlocutores (Cordisco 2005: 335). El rol puede depender de variantes macro (edad, sexo, clase social) o micro, que dependen de la situación (Cordisco 2005: 336); por lo tanto, está determinado tanto por las variables contextuales como por las necesidades de imagen (es decir, no será lo mismo actuar como médico que como progenitor, en nuestro caso). Así pues, de acuerdo con los roles que cada uno desempeña en un determinado contexto tendrá unas necesidades de imagen determinadas: al rol de médico-pediatra le corresponden valores culturales como saber escuchar y saber comunicar con palabras sencillas, ser atento, responsable, empático, respetuoso, estar preparado y al día por lo que respecta a su materia y ofrecer confianza y apoyo al paciente/familia (Rodríguez Tembrás 2016; Meli 2017; Hernández Flores 2020) para que colaboren, por ejemplo, en el proceso decisional de la terapia (Robins y Wolf 1988). El rol es, pues, una adaptación de la imagen a las expectativas culturales sobre las obligaciones de cada interlocutor para cada situación comunicativa (Barros

---

ve como fondo la imagen de un aeropuerto y el mensaje siguiente: «¡Cositas que estoy preparando video sobre TEA, Me queda bastante pq siento q es un tema complejo de explicar y quiero trabajar bien el guión / -*Reel* sobre desarrollo: intentaré publicarlos entre hoy/próximos días -vídeo que creo que os ayudará mucho con resumen de TODO lo importante de cara al buen tiempo: picaduras mosquitos, protección solar y seguridad en playas y piscina. Este estará en YouTube el domingo». Y en un recuadro pone una justificación más: «Como veis, cuando no digo mucho por aquí es pq estoy trabajando a todo [carita con sudor]» y una caja de preguntas «¿Qué queréis ver en Doctora DI?».

García 2018: 35). Según Goffman (1967), la acción social de un actor -o de un equipo de actores- es la de representar un personaje ante un público. Por tanto, el actor siempre se presenta ante el público con la máscara de un personaje particular.

Esta asunción de un rol conlleva la exposición a la percepción de otros mediante la propia imagen y la confirmación de forma expresiva de la propia aceptación de ella (Goffman 1961: 106). Por otro lado, para asumir un rol el individuo tendrá que tener los requisitos y las habilidades necesarias para interpretarlo de manera competente.

Además, el rol se va negociando a lo largo de la interacción y está constituido por la pluralidad de los diferentes «síes» (*selves*) del individuo, que se influencian e interactúan entre ellos (Goffman 1961: 96).

En la consulta médica pediátrica, los roles que se enfrentan son el del médico, el del acompañante y en menor medida el del paciente. En las redes sociales, en cambio, tendremos solo al pediatra (en su rol de médico/progenitor) y a los progenitores. A pesar de estar reconocidos por la comunidad de habla y estar definidos por los parámetros culturales, estos roles se concretan y se renegocian continuamente y van redefiniendo sus rasgos a lo largo de la interacción (Hernández Flores 2017). De hecho, veremos que el pediatra se presenta según la necesidad como madre/padre, profesional, divulgador/escritor. Los padres, a su vez, pueden mostrarse también en su rol de (semi)experto. Será la dinámica de la interacción la que determine el rol más apropiado para cada momento (Hernández Flores 2002: 113).

3.5 Polifonía y multivocidad

A partir de la imagen y del rol, el individuo hilvana una identidad que se define contextual y situacionalmente a través de *voces* diferentes (Cordella 2002; Mapelli 2015, 2019; Milluzzo 2015; Mapelli y Piccioni 2019, 2023). Los interactuantes, a pesar de no recibir una instrucción discursiva de las voces que tienen que emplear durante la consulta para comunicarse entre ellos, presentan «determinadas voces que se asocian tanto a la institución médica como a la realidad social que viven los participantes» (Cordella 2002).

Se hará hincapié en la multivocidad que se crea en los textos, viendo cómo la construcción discursiva de la figura del locutor y del interlocutor se asienta en la integración estratégica de las diferentes voces con las que se manifiestan y concretizan los roles.

Resulta también evidente el fenómeno de la polifonía, es decir, el entramado de voces ajenas que se cruzan en el texto. A través de este dialogismo y de la multiplicidad de voces que el mismo emisor adquiere, este puede expresar puntos de vista diferentes, una evaluación de la realidad diferente y una orientación emotiva diferente (Bajtín 1986: 69).

Este concepto casa con el de perspectiva heteroglósica, que enfatiza «el rol que cumple el lenguaje para posicionar a los hablantes y sus textos dentro de la heterogeneidad de posiciones sociales y de concepciones del mundo que operan en cualquier cultura» (White 2004).

En las redes, para alcanzar sus objetivos comunicativos, el locutor construye su identidad discursiva y su credibilidad al presentarse con diferentes voces según los roles que representa. Asimismo, como médico incorpora diferentes voces externas legitimadoras de su sabiduría (la «extravocalización heteroglósica» de White 2004), esto es, las fuentes científicas para afianzar el contenido de sus publicaciones. Además, el experto integra la voz de los seguidores con sus experiencias y evaluaciones o aprecios para realzar su marca y su imagen. En el entorno digital, por lo tanto, el *ethos* discursivo (Maingueneau 2002) del emisor se configura como un complejo entramado de voces y perspectivas que, junto con las voces de los seguidores, dinamiza el discurso en aras de fortalecer la persuasión.

En particular, para relacionarse con sus pacientes, tanto en las consultas cara a cara (Cordella 2002) como en las interacciones en los foros (Mapelli 2015; Milluzzo 2015; Calvi 2017), el médico recurre a tres voces: médica, educadora y empática. La voz médica es la que sirve para buscar y obtener información sobre el estado de salud del paciente; la voz educadora es la que explica e informa sobre las condiciones y la voz empática es la que intenta crear lazos solidarios con el individuo.

A su vez, el paciente se presenta en el escenario con sus voces (Cordella 2004; Mapelli 2015): la voz del narrador de historias médicas, para expresar sus preocupaciones; la voz iniciadora, para preguntar algo al médico; la voz de la competencia, para demostrar sus conocimientos médicos –como en el caso del paciente (semi)experto, sobre todo en el caso de enfermedades crónicas–; la voz del comunicador social, relacionada con sus vivencias personales (familia, trabajo, estilo de vida, etc.).

Asimismo, veremos que también en su rol de madre la pediatra podrá recurrir a voces diferentes: voz educadora, para dar consejos sobre cómo actuar en algunas situaciones familiares y, sobre todo, voz empática para acercarse e identificarse con las seguidoras en su faceta más íntima.

En los capítulos 4 y 5 desglosaremos los roles y las voces (Hernández Flores 2022) de los pediatras y de los padres en las redes sociales y pondremos de manifiesto las actividades de imagen que realizan y sus efectos sociales correspondientes, con el objetivo de posicionarse en las redes y mejorar su reputación y reconocimiento *online y offline*.

3.6. Comunicación afectiva en las comunidades virtuales

Otro concepto que tendremos en cuenta, derivado de la ciberpragmática (Yus Ramos 2011), es el de comunidad virtual. Se trata de grupos de individuos de procedencias geográficas y culturales diferentes que utilizan las redes para favorecer el intercambio de información (a veces alrededor de un tema específico, como en nuestro caso) y para facilitar la socialización. De hecho, en la comunicación a través de los dispositivos tecnológicos la vertiente social es fundamental, es decir, los usuarios mantienen y evalúan la pertenencia a estos grupos y enfatizan las relaciones sociales y personales (Yus Ramos 2022b), con lo cual la comunidad virtual se configura como «sociedad hedónica», en términos de Chance (1988, en Orts Llopis 2023), que se caracteriza por «albergar formas de relación igualitaria» (Orts Llopis 2023: 26). Además, en el ámbito del *marketing* construir una marca significa construir una auténtica relación afectiva con el consumidor, basada en la acumulación de sentimientos, recuerdos, emociones, narraciones personales y expectativas (Hund 2024).

Dentro de este marco, el contenido no proposicional (sentimientos, emociones, afectos, etc.), es decir, la «actitud afectiva» (Yus Ramos 2018), se convierte en parte relevante de la comunicación, junto a la racionalidad impuesta por la evidencia científica.

Esta comunicación afectiva desempeña un papel importante en la formación de las opiniones de la gente y tiene el poder de influir en las interpretaciones de los interlocutores (Caffi y Janney 1994: 328), de estrechar lazos sociales entre los usuarios y de desencadenar efectos como los sentimientos de conexión. Yus Ramos (2023) define esta sociabilidad «in-group bonding», capaz de reforzar el sentido de pertenencia a un grupo (Yus Ramos 2018: 161) y de crear un ambiente de carácter afiliativo (Zappavigna 2011: 91). De hecho,

> since connections are always done in context and in interaction with participants, the value of this solidarity should be analysed within the multi-semioticity, multi-authorship, and wide distribution of communicative activities […] mutual manifestness of information arising from these exchanges [to] generate markers of in-group membership (Yus Ramos 2022: 138-39).

Por lo tanto, queda patente el papel multidimensional de las emociones y de los sentimientos (Yus Ramos 2022a; Orts Llopis 2023: 47) dentro de este marco de solidaridad y de la necesidad de pertenencia a un grupo, porque son esenciales para la transmisión del contenido, la evolución del concepto de conexión interpersonal y la gestión de la imagen.

En particular, Plantin (2014: 196) propone una serie de *topoi* a partir de los cuales se puede construir discursivamente la emoción; entre ellos, en el discurso pediátrico en las redes sociales consideramos relevantes los siguientes:

- tipo de acontecimiento: la maternidad suscita una emoción muy fuerte en los padres;
- consecuencias: el nacimiento de un hijo tiene efectos tangibles en la vida de las familias;
- control: la emoción asociada a un acontecimiento puede variar en función del grado de control que se tenga sobre él. En el caso de la maternidad, esta puede provocar una gran vulnerabilidad física y psíquica, según el Informe del Sistema Nacional de Salud (2009: 13)[4]; asimismo, puede intensificar el miedo, la ansiedad o el sentido de culpabilidad.

De ahí que la polarización emotiva amplifique los sentimientos de pertenencia entre las seguidoras (cfr. § 1.4.1.), teniendo en cuenta también que las principales usuarias de estos perfiles son madres primerizas con todas sus fragilidades y necesitadas de solidaridad (cfr. cap. 2). Es reconocido que las mujeres suelen padecer algún tipo de trastorno afectivo (ansiedad o depresión) durante el embarazo o en el posparto y, por consiguiente, las emociones pueden influir en la manera en que se recibe e interpreta un mensaje. De hecho, lo que se busca en las redes sociales no es solo información, sino sobre todo apoyo, y se anhela formar parte de una comunidad con los mismos problemas, experiencias y sentimientos. Las madres lo que quieren y pretenden es ser escuchadas y, por ello, muchas veces, como veremos, piden que sus experiencias se publiquen en los perfiles de los expertos. En este sentido, la comunidad responde al indudable deseo que poseemos de «protección comunitaria» (Yus Ramos 2007: 8), dentro de la cual se desarrolla un verdadero sentimiento de pertenencia y de reciprocidad entre sus integrantes, lo que no quita importancia a los problemas éticos, ya que en las redes se recopilan también mensajes violentos que pueden perjudicar el bienestar y la salud mental de los participantes en el proceso comunicativo.

A través del lenguaje, las emociones contribuyen a la construcción discursiva de las identidades sociales y de las relaciones de poder. Esta perspectiva nos permitirá delinear cómo los usuarios y los expertos, con sus diferentes roles y la dinámica de sus discursos, perfilan su *ethos* a través del «yo» y sus variantes,

---

4   www.sanidad.gob.es/organizacion/sns/planCalidadSNS/pdf/equidad/informeAnual2009/InformeAnualSNS2009.pdf [10/10/2022]

como demostramos en Mapelli y Piccioni (2019) o de otras estrategias de cercanía para crear lazos identitarios.

En las redes sociales de los profesionales de pediatría la jerarquía contrasta con la identidad social vinculada a la actividad emocional (Orts Llopis 2023: 24), pero estas dos vertientes contribuyen a estrechar vínculos con los usuarios y a construir una identificación colectiva. En otras palabras, la jerarquía y la autoimagen se alternan con el espíritu de comunidad, la solidaridad y la empatía para establecer un pacto de confianza. Recordemos que el objetivo principal de las redes sociales en salud es precisamente constituir una comunidad para humanizar la comunicación y la relación entre médico y paciente, así como fidelizar a los usuarios y mantener el posicionamiento de la marca personal.

Cabe destacar también que la emoción es un proceso que está influido por diferentes variables como, por ejemplo, las expectativas pragmáticas y el tipo de interacción y situación discursiva (Alba-Juez y Mackenzie 2019: 18); sirve, además, para provocar en la audiencia implicaturas emocionales o «e-implicaturas». Los pediatras, al hablar de sus experiencias personales como médicos o como progenitores, desencadenan e-implicaturas, como, por ejemplo, «este post te hará sentir bien porque me siento como tú», lo que determinará también que los usuarios sigan sus consejos (Alba-Juez y Mackenzie 2019: 20). Sin embargo, puede ocurrir que los expertos se aprovechen de las vulnerabilidades cognitivas y emocionales para alcanzar fines comerciales.

Veremos a lo largo del capítulo 5 que los usuarios buscan la adhesión a través de una autoridad basada en la evidencia científica y de la complicidad emocional mediante determinadas estrategias discursivas, la ortografía creativa y otros recursos multimodales (entre ellos los *emojis*, los enlaces, etc.).

3.7. Descripción del corpus y de la metodología

3.7.1 Corpus

El corpus principal se compone de las publicaciones Facebook e Instagram de pediatras españoles recogidas entre 2021 y 2023.

Se eligieron los pediatras que son más activos en las redes sociales a partir de la lista de los pediatras recomendados por la Asociación de Pediatría (AEP), por estar entre la nómina del concurso de Madresfera, sección Saludesfera, o por haber sido nombrados por los expertos de comunicación (médica) digital[5] como perfiles ejemplares. Se ha consultado también el *ranking* de la revista

---

5   Por ejemplo, unagiproductions o comunicaxsalud.

Forbes, que ha incluido a la pediatra Lucía Galán Bertrand entre los mejores médicos de España en los años 2021 y 2022 y entre los mejores *influencers* de salud en 2019. También la prensa ha utilizado la etiqueta *influencer* o triunfadoras de las redes para otras pediatras, como la Dra. Laura Álvarez[6] o la Dra. Mar López Sureda[7].

En efecto, se trata en algunos casos de verdaderos influyentes, ya que según el Interactive Advertising Bureau España (IAB), el *influencer* es aquella persona capaz de crear *engagement*, impulsar la conversación y/o influir en la decisión de compra de productos/servicios (IAB, Spain 2019). De hecho, veremos que estos divulgadores transfieren conocimiento, benevolencia e identificación personal, es decir, aquella sensación de familiaridad que determina la petición de un consejo como si de un amigo se tratara.

Entre los pediatras de nuestro corpus, destaca la megainfluyente Lucía Galán Bertrand y las macroinfluyentes Mar López Sureda y Laura Álvarez[8].

En la tabla 1 se especifica el perfil y el número de seguidores correspondiente[9]:

Tabla 1. Perfiles y número de seguidores

Pediatra	Número de seguidores Facebook	Número de seguidores Instagram
luciamipediatra (Lucía)	392 807	750K
Doctoradipediatra (Doctoradi)	-	46K
marlopez_pediatra (MarLópez)	1539	179K
dospediatrasencasa (Dospedencasa)	20 187	98.2K
pediatragentile (PedGentile)	381	12.8K
pediatra_annaestape (Estapé)	1104	60.9K

(continúa)

6 «'Influencers' y divulgadores de Castellón conquistan las redes con sus 'tips'» (elperiodicomediterraneo.com).
7 «Mar López, pediatra: "Ni hay que dar jarabes para la tos ni los mocos verdes son señal de infección"» (lavanguardia.com)
8 Cabe recordar aquí que existen diferentes categorías de influyentes (mega, macro, micro, y nano) según el número de seguidores: «Micro-Influencers are influencers with several followers, between 1,000 and 100,000 […] macro-influencers are those who have several followers ranging between 50,000 and 500,000 […] Mega influencers are those […] with about 500,000 followers […]» (Gerlich 2023: 133-134).
9 Los datos de Facebook remiten al mes de junio de 2022 y los de Instagram al mes de diciembre de 2022.

Tabla 1. Continúa

Pediatra	Número de seguidores Facebook	Número de seguidores Instagram
nerea_pediatra (Nerea)	1516	90.4
lapediatralaura (PedLaura)	1472	118K
mi_pediatra_en_casa (Mipedencasa)	14 100	21.7K
jorgemunozpediatra (JorgeMped)	-	35,3K
pediatragabiruiz (PedGabi)	1720	7 302

Elaboración propia

Predomina el número de pediatras mujeres, como ya relevamos en otros estudios (Mapelli 2019; Mapelli y Piccioni 2019, 2023). Casi todos los pediatras tienen una cuenta tanto en Facebook como en Instagram; sin embargo, *Doctoradi* y *JorgeMped* solo están en Instagram. Cabe destacar también que los contenidos son los mismos en las dos plataformas, pero en Facebook el interlocutor comenta cada vez menos y se limita como mucho a compartir o a dejar un *like*. En cambio, las reacciones y los comentarios en Instagram son más numerosos (por ejemplo, el *post* sobre las picaduras de avispas y abejas de *Lucía* ha recibido en Facebook 221 me gusta, 19 comentarios y ha sido compartido 61 veces, mientras que en Instagram cuenta con 4573 *likes* y 92 comentarios). También el número de *followers* es más alto en Instagram que en Facebook (solo por poner un ejemplo, *PedLaura* en Facebook tiene 1491 y en Instagram 118 000), lo cual confirma que la preferencia del público se está desplazando hacia esa red social. De hecho, atendiendo al índice de penetración de las redes sociales en España publicado por la consultora Interactive Advertising Bureau Spain (2023)[10], Instagram es la segunda red social, después de WhatsApp, más utilizada diariamente, con un porcentaje de uso del 70 % en una muestra conformada por 1002 hombres y mujeres de entre 12 y 74 años de edad.

El interfaz de Instagram resulta más manejable y en el móvil consiente una visualización mejor y más atractiva de los contenidos y del aparato visual; por ende, la usabilidad es mejor que en Facebook. Si consideramos que los usuarios están cada vez más interesados en el contenido audiovisual (cfr. más adelante), entendemos por qué Instagram ha suplantado a Facebook.

De hecho, la satisfacción de los usuarios depende no solo de la relevancia de la información, sino también de las cualidades del interfaz, como afirma Yus Ramos (2023):

---

10   es.statista.com/temas/6566/las-redes-sociales-en-espana/ [24/06/2024]

upon the purely informational relevance (maximal relevance) favoured by the qualities of the interface, but focuses instead on cognitively rewarding non-propositional qualities such as emotions, feelings, sensations, and even aesthetic effects that are triggered by propositional content (optimal relevance).

Además, se han analizado los canales de difusión de Instagram de los pediatras que han activado esta herramienta a lo largo de 2023. De la tabla 2 se desprende el número de miembros[11] de esta herramienta, que es muy inferior al número de los seguidores del perfil:

Tabla 2. Miembros de los canales de difusión

Canal	Número de miembros
Mar de dudas (marlopez_pediatra)	16.400
En casa con Dos Pediatras (dospediatrasencasa)	1800
Soy Federico, tu Pediatra (pediatragentile)	1100
Un café con mi peditra (nerea_pediatra)	2582
Pedilaurachat (lapediatralaura)	5609
Novedades en Pediatría (mi_pediatra_en_casa)	866

Elaboración propia

Es notable la diferencia entre *MarLópez* y los demás pediatras: si es cierto que su canal tiene más miembros, también es cierto que ella envía mensajes con una frecuencia mayor y con contenidos diferentes o complementarios con respecto a los que publica en el perfil.

Sin embargo, no fue ella la primera en inaugurar la herramienta, sino *PedGentile* y *PedLaura*. Lucía, que es la que tiene el número de seguidores más elevado en las redes, ha tardado en poder abrirlo. En un primer momento, participó en el del hermano, su *manager*, para conversar con la *community* (que ella llama *Tribu*) y llegó incluso a manifestar su enfado por no tenerlo todavía en una *story*. Cuando abrió el suyo durante el otoño de 2023, lo hizo bajo suscripción y de pago (2,99 euros al mes)[12], lo que denota una vez más el fin comercial de su labor, y por este motivo no lo incluimos en nuestro corpus.

---

11   Los datos se refieren a la fecha del 5 de enero de 2024.
12   En el canal ofrece a los suscriptores (98 % de mujeres) un directo semanal, una guía mensual en pdf con contenidos de interés, descuentos especiales y un espacio «súper guay» de encuentro (*story Lucía* 5/1/2023).

3.7.2. Metodología

Una vez seleccionados los pediatras, analizamos las páginas Facebook e Instagram para observar la información biográfica, la imagen del perfil y de la portada. Catalogamos los primeros 100 *posts*. La selección de las publicaciones que forman parte del corpus se ha realizado tomando en consideración algunos criterios fundamentales: la representatividad de cada una de las etiquetas anteriores, la originalidad de contenido y el *engagement* (el número de reacciones).

Recopilamos de forma manual las publicaciones y las almacenamos en su forma original, anonimizando y borrando los rasgos identificadores de personas físicas, sobre todo en los comentarios de los padres.

El aparato visual y gráfico se ha analizado solo en los casos en los que desempeñaba una función primaria en la comprensión del texto escrito.

El corpus de Instagram se compone también de las *stories*, en forma de captura de pantalla, que se han catalogado por tipología y se han creado dos subcorpus: se han recolectado las *stories* que contenían las rondas de preguntas (100 de cada pediatra) y se han almacenado 100 *stories* de contenido más libre. En este caso, se han considerado también los aspectos multimodales, al ser los verdaderos protagonistas de la comunicación.

A partir de una metodología deductiva basada en el análisis cualitativo de los textos, se han seguido los principios y los modelos pragmalingüísticos para analizar las estrategias y recursos comunicativos, verbales y no verbales, empleados al servicio de las actividades de imagen. Además, se ha puesto el foco sobre el estudio de las actividades que tienen un impacto y un efecto en las imágenes. Se han considerado también los elementos típicos de la comunicación en las redes, como los *emojis*, las etiquetas y las menciones.

Se ha estudiado también el patrón interactivo, es decir, de qué forma los pediatras consiguen entablar un diálogo, real o ficticio, con el interlocutor.

Por otra parte, el análisis cuantitativo con *Sketch Engine* nos ha servido para corroborar algunas reflexiones sobre el léxico y sobre algunos recursos interpersonales; asimismo, ya que nuestra hipótesis es que las redes sociales buscan una mayor empatía, hemos utilizado *Lingmotif* (Moreno-Ortiz 2023), una aplicación de Análisis de Sentimiento multiplataforma, para identificar palabras y frases con polaridad positiva, negativa o neutra, y la intensidad del sentimiento.

A continuación, los capítulos cuarto y quinto presentan los resultados del análisis del corpus de los diferentes perfiles acompañados por muestras para ilustrar las actividades de imagen empleadas.

Cap. 4 Análisis de la estructura de Facebook e Instagram

En los párrafos siguientes analizamos las fotos de perfil que los pediatras han elegido para presentarse al público, la información biográfica y cómo se estructura el muro de Facebook y el *feed* de Instagram. Se trata de datos importantes para la construcción y la rentabilidad de la marca, ya que constituyen la vitrina con la que el público entra en contacto al empezar a seguir una página. Teniendo en cuenta que el *marketing* digital se fundamenta en la creación de relaciones a largo plazo y en la transmisión de una imagen de capacidad y calidad por parte del profesional que haga que el destinatario acuda al médico por voluntad propia sin ser forzado, estudiaremos el nombre elegido y el contenido de los perfiles biográficos de los pediatras.

El perfil descriptivo suele ser breve, sencillo y directo (Fuentes Rodríguez 2020). Los pediatras se tienen que autopresentar para proyectar a los demás una determinada imagen de sí mismos con aspectos que pueden incluir tanto información de carácter más profesional –lo que Goffman (1961) denomina «front-stage behaviour» – como de corte más privado –o «back-stage»–. Es decir, en este breve espacio el médico tiene que emplear buenos descriptores para informar de cómo es, quién es y por qué lo tienen que elegir entre otros profesionales presentes en la web. En el perfil biográfico el pediatra suele comunicar los diferentes roles que desempeña: el cargo profesional y la especialidad médica, su condición familiar (madre/padre) y algunos gustos o curiosidades personales. En particular, la etiqueta social (madre, padre) y la información extra sobre la vida del médico son una marca de cercanía que ayuda a empatizar con el internauta para que este se sienta más cercano y parecido al médico[1]. En la comunicación pública, y aún más en las redes, se da una fragmentación de imágenes de rol para adaptarse a distintas circunstancias comunicativas y complementar o potenciar la imagen principal que se construyen discursivamente, según los objetivos comunicativos. El perfil de las redes sociales se configurará, por lo tanto, como espacio polifónico en el que se entremezclan y se superponen las diferentes voces que caracterizan los distintos roles.

---

1   La progresión hacia la inclusión de información personal se detecta también en el caso de los políticos y de otras figuras públicas (Fuentes Rodríguez 2020).

Además, nos centraremos en la imagen tanto del perfil, la imagen que más personalización e identificación puede aportar, como en la fotografía de la portada en el caso de Facebook. Estos son dos elementos fundamentales de persuasión, ya que son una verdadera carta de presentación: sirven para conectar con el público inmediatamente y para lograrlo es necesario transmitir unos valores como, por ejemplo, humanidad, cercanía, confianza y calidez, sobre todo en el ámbito médico y más aún en pediatría, ya que los padres tienen que dejar en las manos de otro el cuidado de lo más importante de su vida, su hijo.

En las guías sobre cómo tienen que ser las fotografías de un perfil, se recomienda evitar poses no naturales y se sugiere emplear una foto real y actual, en la que se vea bien la cara, en un contexto apropiado y con una luz frontal. Es muy importante gestionar la impresión *online*[2], puesto que la imagen que se escoge es una herramienta que tiene que transmitir de forma inmediata los conceptos de «quiénes somos, qué marca u oficio representamos y qué valores inspiramos» (Mena 2014: 10). En el caso que nos atañe, las fotos son en su mayoría personales, pero no se descarta el logo de la marca, fácilmente reconocible, como signo de garantía sobre el contenido.

La relación entre perfil y encabezado es muy estrecha y complementaria; si en el perfil «se da la cara», en la portada se pueden mostrar otros elementos autorreferenciales (libros, referencias intertextuales) para reforzar la imagen de autonomía del pediatra, así como otros aspectos que caracterizan la profesión (una sala de consulta acogedora, un escritorio en un ambiente cordial…), que ensalzan la calidez humana del médico.

Si la foto del perfil es un avatar o un logo, en la portada se apuesta por la foto del profesional en su lugar de trabajo. Se observa que hay un estudio previo de las fotos, ya que descuella la coherencia entre las dos fotos y entre el abanico de colores empleados, en el que prevalecen colores tenues y neutros, como el blanco, que denota calma, optimismo y pureza. Se aprovecha también el verde, que transmite armonía, tranquilidad y equilibrio, y que genera calma y alivio, mejora la estabilidad emocional y contribuye a mantener la esperanza; también se vincula con una personalidad sensible y abierta, cualidades, además, que se asocian a menudo al rol de médico (www.psicologiaymente.com).

---

2   http://elpais.com/diario/2012/02/05/eps/1328426821_850215.html [23/10/2022]

4.1. Los perfiles de Facebook

4.1.1. Análisis de las fotos de perfil y de la información biográfica

Lucía, mi pediatra[3]

Lucía Galán Bertrand es la pediatra más galardonada de la red. Lleva más de diez años divulgando y es autora de numerosos libros. El nombre del perfil consiste en el nombre de pila[4] de la pediatra seguido del título profesional como aposición. Del uso del posesivo *mi* se desprende enseguida un sentido de familiaridad, como si fuera la pediatra de todos los usuarios; asimismo, con el deíctico se detecta el deseo de la pediatra de autoidentificarse con los progenitores.

En la imagen de la portada la pediatra se muestra muy sonriente y la mirada está puesta en el interlocutor; lleva una bata blanca con el estetoscopio colgando del cuello y se coloca junto a los libros que ha publicado. Al lado de su avatar, destaca el eslogan en rosa pálido *Desde la sensibilidad de mi maternidad y la experiencia de mi profesión*, enunciado que se reitera también en algunas publicaciones, como veremos más adelante, y que denota la doble perspectiva desde la que escribe (madre y médico). El color dominante es el verde agua, que trasmite tranquilidad, y el blanco, que aporta mucha luz.

Asimismo, la foto del perfil retrata en primer plano a la pediatra sonriente, como siempre, pero esta vez con un jersey blanco. La sonrisa caracteriza a diferentes pediatras, conscientes de que aporta más calidez y confianza que un rostro serio o inexpresivo; es, además, una recomendación en el ámbito de los estudios de *marketing* digital, ya que «la gente está más dispuesta a conectar con las personas que sonríen y que le [sic] miren»[5].

En la sección *En breve*, se yuxtaponen los roles que desempeña en el espacio público (pediatra, escritora, fundadora del centro y directora). Aquí prevalece la imagen de rol profesional y se traza un modelo de autonomía con respecto a la comunidad de profesionales, afianzando la voz médica como experta,

---

3   Las fotos e información de la bio que se comentan son las que aparecen en el mes de diciembre de 2022.

4   Es muy común emplear el nombre de pila, lo que no se considera restar respeto hacia el médico («¿Llamar doctor al médico está pasado de moda?» (redaccionmedica.com) [09/07/2023]; Mapelli 2019). Lo importante es el respeto mutuo, que depende no tanto del nombre o del título empleado, sino de las pautas de comportamiento por ambas partes (médico y paciente).

5   http://socialmediasatisfied.com/social-media-profile-picture-dos-and-donts/ [29/01/2023]

experimentada y capaz de comunicar y dirigir. Además, se explicita el número de libros que ha escrito (diez), a pesar de que se pueden ver también en la fotografía de la portada. La pediatra se muestra segura de sí misma, quizá incluso con una ligera inclinación a exaltar su ego. Se percibe un intento comercial bastante explícito: vender libros y captar personas para el centro médico, en el que se aborda la salud física y emocional de los niños con especialización en diferentes ramas:

> Pediatra y Escritora. Autora 10 libros Editorial Planeta. Fundadora y directora de Centro Creciendo

Dra. Anna Estepé – Pediatra

Esta médica incluye en el nombre de su página la fórmula de tratamiento abreviada (Dra.) y explicita la especialización (Pediatra). En la breve descripción se dirige no solo a los progenitores, sino también a los abuelos, que desempeñan un papel fundamental en la vida y en el crecimiento de los niños y, además, menciona de forma genérica a «todos aquellos enamorados de los niños». El adjetivo *enamorado* añade un matiz emotivo y afectivo a su presentación:

> Este blog está dedicado a padres, madres, abuelos y todos aquellos enamorados de los niños.

Para la portada de Facebook elige la foto de una habitación con un escritorio muy ordenado y limpio, con un ordenador portátil cerrado, algunos libros, una maceta, un portaplumas, algún adorno y una libreta. La mesa está flanqueada por una silla a un lado y otras dos al otro (la suya y la de los pacientes/acompañantes, se entiende). Podemos inferir que se trata de la consulta, se entrevé un peluche sobre un mueble y en la pared se contempla un detalle de un cuadro que busca la ternura: la mano de un adulto con un recién nacido. Una luz diáfana entra por la puerta y los colores son neutros: blanco y diferentes matices del marrón claro, que crean un ambiente acogedor y tranquilizador. La paleta de colores de la foto hace juego con el jersey que lleva la pediatra en la foto del perfil, en la que se muestra sonriente y con el estetoscopio al cuello.

Dos pediatras en casa

Además de pediatras son pareja. De ahí el doble sentido de la expresión del nombre de la página (dos pediatras que viven en la misma casa o dos pediatras que entran en la casa de los usuarios). En el apartado *Información*, los pediatras se presentan indicando cronológicamente las diferentes etapas de sus vidas, sus nombres de pila y el estatus de padres, que los acercan de forman empática a los destinatarios, aunque en realidad no sabemos quién se esconde detrás, puesto que no aparece ninguna foto de ellos. Destacar la maternidad y la paternidad es índice de personas con valores familiares arraigados que pueden transmitir confianza entre los internautas. El hecho de ser pediatras garantiza que el contenido de las publicaciones es fiable. De esta manera tenemos actividades de autonomía y de afiliación que se alternan:

> Elena y Gonzalo. Pediatras y padres, en ese orden cronológico. Editores del blog dospediatrasencasa.org

En la portada se ve la marca en un fondo negro y, separados por una línea gruesa verde, los nombres de los perfiles en las redes sociales (Facebook, Twitter e Instagram) y la dirección de la página web. También en este caso, la actividad de autoimagen y autopromoción es muy evidente. En la foto del perfil se opta por el logo, un dibujo con un médico y una médica (a los que no se les ve la cara y cuyo sexo se desprende del tipo de uniforme: pantalones y bata) que llevan de la mano a un niño y el nombre de la marca (dospediatrasencasa). El hecho de no enseñar el rostro ni siquiera como avatar significa que quieren centrarse más en el paciente (que se ve entero) y valorar los contenidos. Se puede inferir un intento de despersonalizar el perfil como forma de preservar su identidad personal.

Pediatra Gentile

Es un pediatra italiano que vive en Tenerife. Se presenta ante todo como pediatra y como experto y, en segundo lugar, como padre de dos hijos, de los que cita también los nombres para añadir un matiz más familiar:

> - Pediatra CS Tincer y Hospiten Rambla - Experto en Nefrologia Infantil - Papá de Matteo e Luca –

Si para el perfil elige su divertido avatar con la mano levantada a modo de saludo, con bata, una camisa azul y corbata y el indefectible estetoscopio, la portada se humaniza: se ve al pediatra en persona, con la misma bata que deja entrever una camisa azul, pero sin corbata y sin estetoscopio, con una sonrisa amable y con los ojos dirigidos hacia el interlocutor que entra en la página. En el fondo, una pared blanca con algunos dibujos coloridos, un árbol con un tigre que duerme, un fantasioso pájaro azul, el verde de la hierba y una nube ligeramente gris. Se deduce fácilmente que es una sala del hospital en el que trabaja, ya que en la pared de la derecha se ve el dispensador de oxígeno.

Los dibujos denotan una atención dirigida más bien hacia los pequeños pacientes, pues ayudan a que se tranquilicen y que tengan menos miedo;

además, crean un ambiente tranquilo, relajante y agradable, y otorgan una sensación de seguridad para los niños, aliviando la posible tensión. En un *post* en el que se muestran las obras del centro en el que trabaja y a él llegando con unos cuadros con dibujos de animales, declara: «Hace falta poco para humanizar la consulta. Los niños se merecen más y yo se lo doy😄».

Marlopezpediatra

La pediatra se presenta y especifica el rol profesional y social, mostrando entusiasmo tanto por su trabajo como por los niños. Para ello, expresa un juicio sobre su trabajo con un verbo connotado positivamente (*encantar*) y menciona a los niños, no tanto como pacientes sino como personas:

> Soy Mar López Sureda, pediatra y mamá en Mallorca
> Me encanta mi trabajo, estar rodeada de niños

Si para la portada opta por imágenes con temas de pediatría como si fueran pegatinas coloridas que se suceden una tras otra, en la foto del perfil se destaca su lado más humano: la médica está fotografiada con un niño en brazos, que levanta al aire mientras lo mira sonriendo. La bata no es blanca, sino con dibujitos azules y rojos, el fondo es una pared celeste claro con estrellitas rosas. La pediatra quiere ensalzar tanto su imagen profesional como el lado materno y afiliativo; es decir, le interesa resaltar también la actitud de entusiasmo y dulzura con la que se enfrenta a su trabajo y a su paciente. Es también una manera de honrar a los niños, que se sienten protegidos y bien asistidos por la pediatra.

NereaPediatra

Esta pediatra elige como foto de portada la pared blanca de la clínica llena de globos aerostáticos de colores. Los dibujos y los colores sirven para que los pequeños pacientes se sientan tranquilos en la clínica.

En el perfil se ve a la pediatra de medio cuerpo sonriente con la bata blanca y el estetoscopio colgando del cuello y al fondo un jardín.

En el apartado *Información* incluye solo la dirección de la página de su blog.

La pediatra Laura

Esta pediatra opta por una portada más denotativa: en el fondo blanco aparecen algunos dibujos en verde relacionados con el mundo médico (estetoscopio, ambulancia, pastillas, un electrocardiograma) y en mayúscula la palabra PEDIATRÍA, que subraya la disciplina. En el circulito de la foto de perfil aparece un primer plano de la doctora con una bata de colores y el estetoscopio en el cuello.

No aparece información biográfica en el apartado destinado a ello.

Mi pediatra en casa

Este pediatra canario elige una foto de portada con un niño bien despierto al que están amamantando, de modo que se subraya la importancia que el médico da a la lactancia materna. La foto del perfil es una imagen estilizada de una mujer que abraza a un bebé. Es decir, a partir de estas imágenes no tenemos constancia de quién es el pediatra, en contra de todos los manuales sobre la creación de una marca, que sugieren utilizar retratos como foto de perfil para que el seguidor sepa quién es el locutor.

Sin embargo, la información de la descripción biográfica es muy detallada; en ella, además de presentarse, destaca valores como la cercanía, la cordialidad, y el interés por crear una página de divulgación para ayudar a los padres:

> Hola a todos los papás y mamás: Mi nombre es Iván, así me presento a los padres cuando vienen a mi consulta; desde un principio quiero que la relación médico-paciente sea una relación cordial, de tú a tú; me gusta que me vean como una persona cercana dispuesta a resolver todas las dudas que puedan tener. Cuando los padres acuden a la primera consulta con su bebé recién nacido, están confiándote lo más bonito de sus vidas y es por ello que me siento en la obligación de atenderlos y dedicarles todo el tiempo necesario. Los bebés, por desgracia, vienen sin manual de instrucciones y surgen muchísimas dudas, pequeñas cosas que como no sabemos si son normales, generan gran ansiedad. Muchos empiezan diciendo "quizás sea una tontería..." y yo suelo interrumpirlos: "No, no es una tontería, es una duda que tienes y que te crea ansiedad no tener respuesta a ella". Por otra parte, vivimos en una sociedad donde mucha información, quizás demasiada, está a nuestro alcance. Sobre un mismo tema, todo el mundo opina y todo el mundo sabe. Otros padres hablan de su experiencia personal, los abuelos comentan cómo se hacían antes las cosas, los grupos de mamás hablan de lo que le recetó su pediatra para un determinado problema. Este es el motivo por cual estamos creando un portal de Pediatría para padres. Hay una serie de cuestiones que desde casa son imposibles de abarcar, tales como "mi niño tiene fiebre…¿Qué puede tener?", lógicamente sin ver al niño sería una temeridad dar consejos en este sentido; solo podríamos indicarte que acudieras a tu pediatra. Sin embargo, hay muchas otras que sí podríamos resolver. La idea surgió al ver que la gran mayoría de las dudas que tenían los padres eran muy similares, dudas sobre la normalidad o no de ciertas cosas que hacía el bebé, problemas de alimentación, alteraciones del sueño, dudas sobre lactancia materna, cuestiones sobre las vacunas, ansiedad porque sus niños no habían comenzado a hablar cuando sus compañeros de guardería sí lo habían hecho, consejos para dejar el pañal y muchas otras cuestiones. Todas estas dudas suponen 9 de cada 10 de las consultas que recibo diariamente y que, por tanto,

podríamos ayudar a resolverlas desde casa. Estamos trabajando duramente en la creación del portal para lograr que muchos padres concilien el sueño sabiendo que, al igual que su pediatra en la consulta, nosotros intentaremos ser una herramienta más que ayude en el cuidado de nuestros bebés.

Doctora di y *Jorge Muñoz pediatra* no están en Facebook.

4.2. Los perfiles de Instagram

4.2.1. Análisis de las fotos de perfil y de la información biográfica

Lucíamipediatra

Esta pediatra elige una foto donde aparece de pie, a punto de entrar en una de las salas del centro que dirige. Detrás, en la pared, se ve el dibujo de una jirafa, un detalle no solo embellecedor, sino que sirve para crear un lugar acogedor para los niños que vayan a visitarla. La pediatra sabe de la importancia de sentirse cómodo y bien acogido en la sala de espera. De hecho, cuando aún estaban preparando el centro, enseñó orgullosa todos los animales que poblarían las paredes[6]. Si en la foto se muestra empática, siempre con la sonrisa que la caracteriza, en el perfil destaca sus títulos como experta (fundadora, miembro del consejo asesor de UNICEF, mejor divulgador). Además, utiliza el perfil para promocionar sus libros y cursos que se pueden adquirir *online*.

A diferencia de Facebook, aquí se recurre también a los *emojis* que repiten y refuerzan el concepto expresado verbalmente (libro 📖 y curso 👨‍💻) y el *emoji* con valor deíctico (el dedo hacia abajo 👇📲) que enseña dónde entrar para la compra en línea de sus productos:

- Fundadora @centrocreciendo
- En ConsejoAsesor @unicef_es
- Best divulgadora por @forbes_es
- MejorDivulgadora x @cgcom_esp
Mis📖LIBROS y👨‍💻CURSOS aquí👇📲

Aparecen antes del *feed* las historias destacadas en 20 círculos, que se pueden ver deslizando hacia la izquierda: Reflexiones; La VidaVadeEsto (título de un

---

6   A quien le pregunta en una *story* por qué ha elegido animales de la selva para decorar los Centrocreciendo, la pediatra contesta «porque los animales y la naturaleza conectan con todo ser humano, ya sea niño, adolescente o adulto. A mí me inspiran paz y calma. Y porque no solo atendemos a niños, también nuestros pacientes son adolescentes y también adultos; me gusta que TODOS se sientan cómodos ❣».

libro suyo); Mis Libros; Cursos online; CreciendoMadrid; CentroCreciendo; JoséyLucía (historias sobre el hermano y ella); Rarezas Pareja; Rarezas Adolesc; Mis Cuentos; CENASfacilongas; Asturias (de donde es originaria); Adolescentes; UNICEF; CentroCreciendo; Níger UNICEF; Agenda de bebé; My Playlist; Cáncer infantil; Mitos pediátricos. Podemos observar que se tocan temas diferentes, desde los más profesionales hasta los más personales y promocionales.

Dospediatrasencasa

También en Instagram se presentan como pediatras con nombre y apellido, precedidos por el título profesional Dr./Dra., como escritores de libros que ya se pueden comprar y añaden el contacto para la consulta presencial, evidenciándolo con el *emoji* con valor deíctico (la flecha hacia abajo ⬇). Cabe reseñar que aquí con respecto a Facebook no se presentan como padres. También ellos recurren a los *emojis* con valor proposicional para reforzar los conceptos, las personas, el hospital, los libros, el estetoscopio (casi siempre presente en las fotos de los pediatras en Facebook) y un símbolo parecido al bastón de Esculapio, símbolo de la medicina, que consiste en una vara con una serpiente enroscada en ella:

👩‍⚕️☐⚕ Dra. Elena Blanco👨‍⚕️☐⚕ Dr. Gonzalo Oñoro
📱 Pediatras
📚 Nuestros libros ya a la venta
🩺 Consulta presencial en Madrid ⬇

Las historias destacadas se dividen en 25 círculos y están archivadas según el tema específico o con la etiqueta general Preguntas (ronda de preguntas que los usuarios formulan a los pediatras): Fiebre, Blog, Nuestro libro, Infecciones, Verano, Protección Solar, Lactancia Materna, Recién Nacido, Alimentación, Fruta!, Pediconsejo, Preguntas #1-#9; además, se remite a los premios (Premio 20blog, Premio) o a experiencias personales (Pregón Cañaveros, Lámpara).

Pediatragentile

La foto y la información biográfica coincide con la que está publicada en Facebook, solo que aquí pone de relieve también que es italiano:

- Pediatra CS Tincer y Hospiten Rambla
- Experto en Nefrología Infantil @tu.nefrologo.infantil
- Papá de Matteo y Luca😊♂
- Italiano en Tenerife

Las historias se dividen en 38 círculos que destacan por el interés por temas médicos y en menor medida por reflexiones personales o temas familiares: Reflexiones, Imprescindibles, Denuncias osoigo, VideoRecetas, Luca, PedCast, Infección Orinaria [sic], Verano, Broncoespasmo, Comida saludable, Recetas, Vuelta al Cole, Uñas bebé, Enuresis, Dosis, Pediatips, Preguntas, Coronavirus, Resfriado, Alimentación, Tos Ferina, Vómito y diarrea, Obesidad, Mi familia, Lactancia materna, Fibrosis quística, celiaquía, diabetes tipo1, Maltrato infantil, Vacunas, Cribado, Hemorragia, Atresia Vía Bil, Dermatitis, Varicela, Alergia al Polen, Tos, Cáncer Infantil.

Pediatra.annaestape

La pediatra menciona sus dos roles (madre y pediatra) y hace referencia a los libros y a sus ámbitos de interés. Los sintagmas preposicionales «de corazón» y «de vocación» añadidos a madre y pediatra, respectivamente, matizan aún más estos dos roles. Aparece el *emoji* del corazón (♡) para resaltar los sentimientos y el amor que pone en su trabajo. Este doble rol sirve para crear una imagen positiva y muy cercana a la del destinatario. Además, colocar en primer lugar el rol de madre sirve para presentarse como persona real con sentimientos y emociones que sabe identificarse con el estado anímico de los padres:

♡ Madre de corazón y pediatra de vocación
Salud infantil, maternidad & crianza
📚Virus, Lía deja el pañal, Leo tiene una rabieta
✉ hola@annaestape.com

Las historias destacadas son cinco y se centran más bien en la pediatra y en los productos comerciales más que en la información sobre las enfermedades: La consulta, Mis cuentos, Sobre mí, Pedichuletas, Mis cursos.

Mipediatraencasa

Este pediatra se presenta con una bata verde y un estetoscopio, declara su profesión y además especifica que es amigo de los niños. Esta matización es muy importante, ya que resalta su imagen afiliativa, puesto que es sabido que los niños les tienen miedo a los médicos. El uso de las mayúsculas subraya e intensifica el rol. Solo después de hablar de su libro se presenta como padre y dueño de tres perros, representados también con los *emojis*:

😀🥼♂ PEDIATRA Y AMIGO DE LOS NIÑOS
📚 Autor de "Llegando a casa"

🍪🟫 Papá de Noa
🐶🐱🐶 Familia de Nala, Mati y Cotufa

Las historias destacadas se encuentran recogidas en siete círculos en los que dominan temas específicos (Vacunas, Sueño, Profesionales, Salud, Alimentación, Lactancia) y uno solo personal (Mascotas).

Nerea_ pediatra

En el perfil la doctora Nerea Sarrión se presenta con una foto muy parecida a la de Facebook. El fondo es blanco, la pediatra lleva el pelo suelto, sonríe y está fotografiada de medio cuerpo en escorzo, con una bata blanca desabrochada que deja entrever una camiseta rosa, y en el cuello el estetoscopio. En la bio descubrimos que, además de pediatra, es mamá de una niña de la que indica solo la inicial del nombre, lo que subraya el interés por preservar la imagen de la menor, así como en las fotos que publica de ella, en las que siempre esconde la cara con algún *sticker*. Informa al cliente que trabaja en Valencia, que imparte talleres y tiene un blog, que está disponible tanto para las consultas *online* como a domicilio. Esta información sirve, en particular, para realizar su imagen de autonomía y promocionar su actividad *offline*:

👩‍⚕️🟫 👩 👩Pediatra y mamá de V
📍Valencia
🎓Talleres | 🏠Consulta a domicilio/online | ✍Blog

Los círculos de las historias destacadas son 19 y remiten tanto a temas profesionales como personales y comerciales: Mi libro, Talleres, Sobre mí (cuatro círculos), Cuentos, Colaboraciones, Alimentación, Salud, Sueño, Crianza, Blw, Bebés, Vacunas, Lactancia, Nuestro BLW, Dientes, Cuentas Ig.

Doctoradipediatra

Elige una presentación original especificando que su labor se fundamenta en la medicina basada en la evidencia, para adquirir credibilidad al rehuir los bulos, y en la pediatría basada en el cariño, ya que es lo que los niños necesitan. Usa las estrellitas brillantes como símbolo para enumerar los diferentes aspectos de su perfil y para llamar la atención, además de los *emojis* de un bebé y de una mujer con bata (🍪🟫👩🟫). Menciona también su canal de YouTube, al que uno puede suscribirse, enfatizándolo con el *emoji* deíctico (⬇) que remite al enlace directo:

✨Medicina basada en la evidencia, pediatría basada en el cariño 🍪🟫👩🟫

✦↓ mis vídeos de YouTube sobre la salud de l@sniñ@s aquí. Suscríbete!

La foto del perfil la ocupa su rostro sonriente y se entrevé la bata con un fondo desenfocado que ayuda a resaltar la cara de la médica.

Los círculos de las historias destacadas son solo cuatro: Enfermedades, Desarrollo, Verano, Di, en los que se tratan temas específicos y se aporta información sobre ella.

marlopez_pediatra

Ella también se declara «mamá pediatra», sin coma, como si no hubiera distinción entre los dos roles, y fan de sus minipacientes. Aquí, como en Facebook, quiere realzar la imagen de los pacientes y ensalzar sus sentimientos positivos hacia ellos. Se refiere también al destinatario con la segunda persona del singular: «te ayudo aquí» y el *emoji* de un corazón rojo como manifestación de afecto y cariño. La pediatra sabe que los padres suelen buscar información y para guiarlos les deja el enlace de su blog, donde encontrarán información valiosa sobre salud.

La foto del perfil es muy parecida a la de Facebook, siempre de lado y con un niño desnudo en los brazos que lleva solo un pañal, a quien mira sonriendo:

👤▢⚕ 👶 ▢Mamá pediatra, fan de mis minipacientes☺▢
💬Consulta online, talleres para familias
📖Mi cuento: Noa y los mocos
♥Te ayudo aquí 👇 ▢

Entre las historias destacadas encontramos las siguientes: pediquiz, Curso Sueño, Cuentos, Mi Libro, curso Atragantamiento, Mi familia, Mar de dudas (ronda de preguntas), Curso BLW, Crianza, Vacaciones Ideas, Ideas entretener, Mi cuento, Videosrespuestas, Medios, Regalos, Alimentación, Ideas Cumpleaños, Ponte a Prueba, Sol y protección, Juegos en casa, Lactancia, Consulta.

Como podemos observar, junto a historias de divulgación y de promoción de sus productos, la pediatra se centra en su rol de madre y da consejos sobre temas generales, como las vacaciones o los juegos.

Lapediatralaura

La pediatra Laura Álvarez también elige una foto con un bebé. Se aprecia a la médica ligeramente inclinada hacia el niño mientras lo está auscultando. A pesar de no llevar bata, se deduce su rol profesional. En la breve bio declara que en su perfil se encontrará información sobre salud infantil para empoderar a los padres. El empoderamiento de los destinatarios, como ya comentamos, es fundamental para que los progenitores aprendan a solucionar los principales problemas de salud sin colapsar las urgencias o correr sin necesidad a la consulta del médico. Destaca este objetivo con el *emoji* luminoso (✦) que indica un sentimiento positivo. Declara también que es mamá (de dos bebés, como se desprende de los *emojis*) y solo después precisa su especialidad, con el nombre compuesto, nutripediatra, acompañado por el *emoji* de una manzana (🍎), y su libro específico sobre este tema. Aparece también el correo electrónico para ponerse a disposición del interlocutor ante cualquier duda:

Información sobre salud infantil para empoderarte✦
Mamá 👶🏻🧒
Nutripediatra 🍎
Mi libro: Preparados, listos, ñam!
holalapediatralaura@gmail.com

La pediatra recoge en las historias ocho círculos: Mi clínica (de la que tiene también una cuenta específica), Mi libro, Dientes, Pequedudas, Verano!, Libros, Lactancia, Alimentación.

Se alternan, pues, historias divulgativas con otras más promocionales.

Jorgemunozpediatra

En la foto de perfil el pediatra está de espaldas con una camiseta blanca de manga corta mientras está visitando a un niño, muy probablemente africano. Descubrimos ya desde el comienzo que es un pediatra implicado en acciones humanitarias, de las que nos hablará también en los *posts*.

En la biografía deja el número de WhatsApp para las consultas a domicilio o videollamadas y el enlace de su clínica como estrategia para visibilizar su labor *offline* y llegar a nuevos pacientes.

Las historias destacadas son heterogéneas; son más de tipo personal o se refieren a acciones humanitarias: Frases de Jorge, Vuelos retrasados, El ángel, El balón más, Sin fronteras, Sonrisas sanas, 50 cosas.

Para concluir, de la comparación entre los perfiles Facebook e Instagram se desprende que las diferencias son mínimas. En particular, las fotos del perfil son iguales, como en el caso de *Dospedencasa* o *PedGentile*, o muy parecidas: siempre aparece el pediatra en primer plano, sonriente, ya que la sonrisa es un elemento clave para la construcción de una relación de confianza (Mason 2013). En estas fotos, además, siempre se encuentra algún elemento representativo de la profesión médica (la bata, el estetoscopio o el lugar de trabajo), puesto que es muy importante transmitir de forma inmediata el oficio (Mena 2014) . Sin embargo, cabe reseñar que el mismo pediatra puede optar por una foto más tierna y empática en Instagram, como en el caso de la *PedLaura*, que va acompañada de un niño.

La información biográfica es también muy parecida en las dos redes sociales. Sin embargo, en Instagram, debido a su naturaleza altamente visual, se emplean con más frecuencia los *emojis*, tanto los que repiten o refuerzan el contenido proposicional (el libro, el hospital, etc.) como los de tipo más sentimental (el corazón) para dar un toque más desenfadado al perfil. Se aprecia también el uso del *emoji* con valor deíctico que remite a la página de compra de los libros o cursos. Además, en Instagram se destaca más el aspecto afiliativo, por ejemplo, se encuentran detalles personales (el nombre de los hijos, de los perros, la nacionalidad, etc.), se implica de forma directa al interlocutor con la 2ª. persona del singular o se especifican los sentimientos de los pediatras con respecto a su profesión. Por otra parte, en Facebook en el apartado *Información* se puede encontrar incluso solo el contacto del médico o la página web (*NereaPed; Pedlaura*), lo que indica un tipo de comunicación menos cercana que destaca más el aspecto profesional.

De ahí que podamos afirmar que los perfiles de Instagram están encaminados a resaltar más la imagen afiliativa del médico con respecto a Facebook, que opta por destacar la autonomía del galeno.

4.3. Tipos de publicaciones en Facebook y en Instagram

En este apartado vamos a describir qué tipos de publicaciones se encuentran en los perfiles de los pediatras. Recordemos que las publicaciones fijas coinciden en los dos espacios sociales, ya que los pediatras han elegido la opción de compartir a la vez los contenidos en ambas plataformas. Observando las primeras cien publicaciones presentes en la plataforma el día 27 de febrero de 2023, podemos detectar ocho categorías de publicaciones:

1. divulgación
2. productos y *merchandising*
3. solidaridad
4. agradecimientos
5. valores
6. pediatra como persona/progenitor
7. noticias de actualidad
8. experiencia persoprofesional

Tipos de publicaciones en Facebook y en Instagram 87

En la tabla 1 podemos observar en detalle el número de publicaciones fijas dedicadas a cada categoría y en el gráfico 1 la distribución de los contenidos en los perfiles de nuestro corpus.:

Tabla 1. Distribución contenidos

	divulgación	productos divulgativos y merchandising	solidaridad	agradecimientos	valores	persona progenitor	actualidad	perso profesional
Lucía	26	16	15	16	0	19	6	2
Doctoradi	87	3	0	3	0	5	2	0
MarLped	97	2	0	0	0	1	0	0
Dosped	86	9	2	2	1	0	0	0
PedGent	70	17	0	1	2	6	1	3
AnnaE	81	15	0	0	2	2	0	0
Nereaped	86	10	0	0	0	4	0	0
Miped	73	1	0	1	0	23	0	2
LapedLaura	88	5	0	1	0	6	0	0
JorgeMped	54	10	9	5	4	14	4	0

Elaboración propia

Gráfico 1. Tipos de publicaciones fijas

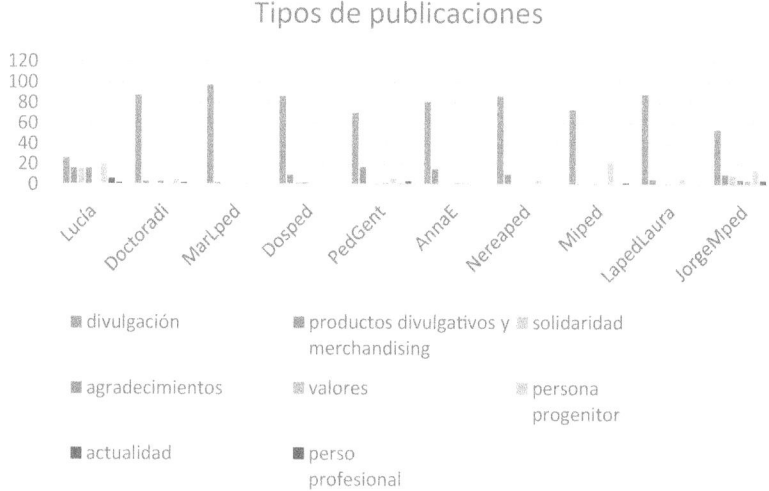

Elaboración propia

Del análisis del gráfico 1 se desprende que la mayoría de los pediatras publica sobre todo *posts* fijos de carácter divulgativo (entre el 55 % y el 97 %), respetando el objetivo principal del perfil, es decir, educar y empoderar a los padres con información rigurosa basada en la evidencia científica, excepto *Lucía*, que tiene una distribución más equilibrada de las diferentes categorías y dedica a la divulgación solo el 26 % de los *posts*. Destacan también las publicaciones sobre los libros u otros productos divulgativos (como los cursos, los podcasts, las pedichuletas imantadas, etc.) y, en el caso de *Lucía*, la más productiva, sobre los productos de *merchandising* (tazas, bolsas, etc.) o los regalos para sus lectoras (marcapáginas, copia firmada), en conformidad con el fin comercial de las redes sociales (cfr. cap. 2). Otra categoría en común, excepto en el caso de *Dospedencasa*, es la figura del médico como progenitor o como persona. Esta estrategia sirve para empatizar con el público, resultar más auténtico y cercano. El médico habla de su experiencia con los hijos o cuenta anécdotas personales. Destacan entre otros *Mipedencasa* (que en su perfil quiere difundir un mensaje muy importante, la paridad de género y la figura de padre presente), *Lucía* y *JorgeMped*. Los que aquí tienen porcentajes bajos no quiere decir que no comparten mensajes de este tipo, simplemente lo hacen en otro lugar, por ejemplo, en las *stories* (cfr. cap. 5), considerándolos, quizás, marginales y menos relevantes.

Algunos pediatras optan por subrayar su participación en proyectos humanitarios y anunciar su aportación a estas iniciativas (por ejemplo, UNICEF) para realzar su imagen como médicos con un perfil humano y comprometido; otros comentan algunas noticias de actualidad para reafirmar su voz como autoridad en el campo médico (por ejemplo, en el caso de noticias sobre niños ahogados o atragantados).

En menor medida, para reafirmar su imagen afiliativa, los pediatras recuerdan los valores en los que basan su profesión (evidencia científica, respeto, escucha y confianza) o cuentan experiencias personales vividas en el ámbito profesional.

Por último, los médicos que están en las redes son conscientes de la importancia que tienen los seguidores para el éxito del perfil, razón por la cual abundan los agradecimientos por el cariño que reciben. También en esta categoría descuella *Lucía*.

En resumidas cuentas, se alternan contenidos profesionales para enaltecer la autoridad como médico que atesora el conocimiento con contenidos más personales e íntimos, ya que los sentimientos y las emociones crean una imagen positiva y sirven para ser percibidos como más auténticos y solidarios (cfr. cap. 3). Se comparte la narración de lo que acontece en el ámbito cotidiano y familiar o profesional con la presencia de la fotografía y el microvídeo, como recursos de documentación que contribuyen a un discurso de realismo y autenticidad. Se trata de dos mecanismos al servicio de la autoconstrucción de la identidad del médico y que generan *engagement* (Fuentes Rodríguez 2020).

4.4. Objetivos y tipos de publicaciones de los canales de difusión

En este párrafo nos centramos en el nombre del canal y en el mensaje inaugural, en el que se explicitan los objetivos de esta herramienta.

Los nombres pueden ser diferentes respecto al nombre del perfil y pueden cambiar.

PedGentile eligió al principio (22 de julio de 2023) un nombre denotativo ("Info y Novedades sobre Pediatría y Crianza"), pasando después a uno mucho más afectivo y afiliativo. Se presenta con su nombre de pila y su profesión a través del posesivo de 2ª persona del singular para entrar en contacto directo con el interlocutor ("Soy Federico, tu pediatra").

PedLaura destaca el aspecto conversacional ("pedilaurachat"), si bien se trata de un diálogo unidireccional.

MarLópez, antes de inaugurar el canal el 30 de agosto de 2023, lanzó un sondeo en su perfil de Instagram para que fuera el público quien eligiera el nombre del canal, optando al final por "Mar de Dudas", nombre que la pediatra ya utilizaba para lanzar las rondas de preguntas, y del que hablaremos en el cap. 5.

Dospedencasa reformulan el nombre de la siguiente manera: "En casa con dos pediatras". El canal se inauguró el 14 de septiembre de 2023 y también en este caso se destaca la cercanía a los padres por parte de los pediatras.

Ese mismo día también *Nerea* activó su canal. Es interesante el nombre elegido: "Un ☕ con mi pediatra", que denota el intento de acercarse de forma más personal e íntima al público.

El último en abrir el canal, llamado "Novedades en Pediatría" (21 de octubre de 2023), fue el pediatra *Mipedencasa* y a día de hoy las publicaciones se limitan a dos, aparte del mensaje de bienvenida.

Los canales se inauguran todos con mensajes de bienvenida, en los que se saluda a los miembros y se declaran los objetivos.

PedLaura, en cambio, declara que utilizará el canal para enseñar su lado más personal[7], aunque en realidad publicará solo contenido profesional.

MarLópez abre la nueva herramienta (30 de agosto de 2023) con este mensaje: «¡!Buenos días!! Abro por fin este canal para poder compartir por aquí más de lo que comparto en historias, avisaros si hay alguna alerta o recordar

---

7   El público aprecia las anécdotas personales. En el perfil de una médica ginecóloga y obstetra, los resultados de un sondeo sobre qué tipo de contenido querían que se

cosillas. ¡Bienvenidas/os a todas!». El tono como siempre es coloquial (saludo informal, uso de diminutivos como «cosillas», empleo de la 2ª persona del plural); se observa, además, el desdoblamiento bienvenidas/os con la idea de incluir también a los padres, aunque justo después vuelve a emplear solo la forma femenina («todas»), lo que indica que el público de referencia, como ya destacamos en los capítulos anteriores, está formado principalmente por las madres. El canal le sirve para explicar más detalladamente algunos casos; si en las respuestas de la ronda de preguntas el texto solía ser bastante breve, aquí es posible explayarse más.

Dospedencasa, con su nuevo nombre "En casa con dos pediatras", canal inaugurado el 14 de septiembre de 2023, explicita el objetivo de «compartir cosas y publicaciones que nos parezcan interesantes, además de los *posts* y episodios nuevos de nuestro podcast!!». Se destaca también el intento por acercarse al público: «esperemos que sea esta una nueva forma para acercarnos a vosotr@s y así recibir *feedback* de las cosas que os gustan u os interesan».

Nerea declara que quiere que sus seguidores «sean los primeros» en enterarse «de todas las novedades [...]», es decir, ensalza la figura del locutor y por otra parte añade que irá «contando cositas más "personales"», sobre todo relacionadas con su bimaternidad. El primer mensaje termina con «¿Nos tomamos un ☕ (o una 🍺 o ⚫ lo que os apetezca)?». Con esta invitación informal se delata el intento de entablar una conversación con el interlocutor, aunque en realidad el público podrá solo leer y reaccionar con los *emojis*.

Podemos rastrear diferentes tipos de mensajes:

- divulgativos: en los que domina la voz del experto que explica y da consejos; son los más frecuentes con respecto a lo que ocurría en el perfil y además las explicaciones son más detalladas;
- personales: en los que se cuentan experiencias personales como madres
- promocionales: el canal sirve como medio para anunciar la publicación o para promover algunos productos del pediatra.

No se trata solo de textos escritos, sino también de infografía, mensajes de voz y sondeos.

En el cap. 5 analizaremos la estructura y los mensajes.

---

compartiera, la mayoría ha optado por la vida personal (1500) más que por los temas de medicina (72) (Un café con Marimer, canal de la Dra. Marimer Pérez).

Cap. 5 Análisis discursivo del corpus

En este capítulo analizaremos las actividades de imagen que el pediatra realiza para conformar discursivamente su rol, tanto de médico como de médico-progenitor[1], a través de las diferentes voces implicadas (Cordella 2002; Hernández Flores 2022).

Como destacamos en los apartados anteriores dedicados al análisis de la información biográfica que sirve como tarjeta de presentación de los pediatras en las redes, del mismo modo que ocurre en los blogs de pediatría (Mapelli 2019; Mapelli y Piccioni 2019, 2023), los profesionales se presentan con dos roles (médicos/expertos/divulgadores y progenitores/personas). Cada uno de estos roles se manifiesta a través de voces diferentes (voz médica, educadora y empática). Nuestro objetivo es analizar las actividades de imagen que el médico realiza y el efecto social que produce en la imagen de él mismo y del interlocutor (autoimagen, cortesía, descortesía).

5.1. El rol de médico-pediatra

5.1.1. Voz médica en los *posts*

Las redes sociales funcionan como puente entre el médico y su marca, y los seguidores y aquel pueden hablar en completa libertad. En ese sentido, incentivar la conversación es vital para los creadores de contenidos. Aunque se trata de una relación mediada por ordenador, es importante impulsar dicha conversación, ya que, en las redes, si no se comenta, no se comparte o no se deja un *like*, es porque el perfil no funciona; por el contrario, si los seguidores interactúan, el

---

1 Parece que a los padres el hecho de que los pediatras sean también padres los tranquiliza y les genera más confianza. Incluso *Lucía*, en un mensaje en el que da consejos a un joven estudiante de pediatría, afirma que es importante escuchar a las madres y a los padres, ya que tienen un instinto poderoso que se desarrollará solo al ser padre. También *PedGentile* en un *reel* declaró que el ser padre le sirve sobre todo para entender la angustia de los padres y ayudarlos emocionalmente. En cambio, en Twitter una pediatra cuestiona esta postura: «Se ha normalizado preguntar en el Pediatra si este o esta tiene hijos, la mayoría de las veces como juicio de su capacidad profesional… NO se pregunta sobre la MATERNIDAD ajena… no sabéis lo que hay detrás» [Noemí Trincado @noemicooper, 16 de marzo de 2023].

perfil puede seguir creciendo[2]. En estas plataformas se establece una seudoconversación, o diálogo asíncrono, entre médico y progenitor. El diálogo debe brindar información, sugerencias y tópicos que hay tratar en las publicaciones, ya que el médico sabe que es importante escuchar al público para tener éxito en el entorno digital y mejorar su reputación. Por este motivo, es fundamental controlar cómo reaccionan los usuarios y sus opiniones sirven para personalizar y segmentar la atención según las necesidades y preferencias de los seguidores; de esta manera será posible diferenciarse de la competencia y crear valor añadido, mejorar los contenidos y al mismo tiempo construir una conexión emocional y una relación de confianza con ellos.

El pediatra, a través de la voz médica (Cordella 2002) busca información acerca de la condición de salud del paciente o de las experiencias o de las necesidades de los padres.

Para mostrarse atento e interesado por las exigencias del público, involucrarlo en el discurso y reforzar la imagen del receptor, el pediatra formula preguntas al final del *post*; emplea verbos de percepción en la 1ª persona del singular como *leer* o *escuchar*, para mostrarse en la actitud de escucha hacia los padres, cualidad que se aprecia en los médicos; y el sistema deíctico informal pronominal y verbal de la 2ª persona del singular o del plural para dirigirse a los seguidores, para preguntar y para referirse a ellos. Las preguntas y exclamaciones quieren provocar una respuesta o alguna reacción por parte de los lectores. La cercanía entre los interlocutores se observa también en la predilección por la forma acortada *peque(s)* en lugar de *pequeño(s)*.

En (1) y (2) se recurre también a un imperativo (*decidme, contadme*) que, en lugar de presentarse como ataque a la imagen negativa del interlocutor, que se siente obligado a contar, se interpreta como una táctica afiliativa para mostrar interés por la opinión de los padres. En (3) se topicaliza al interlocutor distinguiendo al sujeto del resto de la pregunta para involucrarlo de forma más inmediata y directa, así como el *emoji* del lápiz que invita a dejar un comentario escrito:

1) Y ahora decidme, ¿qué contestaríais a esta encuesta? ¿Qué opináis? Os escucho… (PedLaura)
2) ¿Habéis detectado alguna vez signos de dificultad respiratoria en vuestro hijo/a? ¿Vuestros peques han tenido alguna vez bronquitis, laringitis, bronquiolitis…? Contadme! (Estapé)

---

[2] Son muy frecuentes los mensajes en los que se pide que los seguidores dejen un *like*: «si te gusta mi contenido y quieres que sigan mostrándose mis publicaciones interacciona. Mil gracias siempre» (*PedLaura*).

3) 🗨 Y tú ¿qué haces cuando tu peque tiene vómitos o diarrea? ¡Te leo! (MarLópez)

Aparecen también otros recursos no necesariamente al final del *post*, para destacar que se tiene en cuenta al público. En (4) se recurre al enfocador de la alteridad (*¿verdad?*) para solicitar de forma atenuada una confirmación de lo dicho antes. Este marcador llama la atención del destinatario sobre la información comunicada previamente, presentada como si fuera compartida por este, y se propone que el interlocutor se una a la opinión del pediatra (Briz, Pons, Portolés 2008):

4) Escarlatina
   Os suena ¿verdad?
   Vamos a repararla porque no está erradicada como se escucha por ahí ni es tan peligrosa como mucha gente cree.
   Sepamos en qué consiste, cuándo consultar con el pediatra y cómo tratarla.
   ¿Y vosotros? ¿La habéis pasado? (MarLópez)

Para pedir la opinión del interlocutor, se puede recurrir a formas indirectas y mitigadas con la oración hipotética de primer grado y la estructura *poder* + infinitivo. En (5) además de reforzar la imagen del público, se ensalza también la autoimagen del pediatra. De hecho, el empleo del pronombre de 1ª persona del singular (*yo*) y del cuantificador *todo* perfila a un médico atento, observador y aplicado. El sentimiento afiliativo se desprende también del empleo de los *emojis* que representan un sentimiento afectuoso (la cara sonriente con tres corazones flotando alrededor de la cabeza 🥰):

5) [...] si tenéis preferencias para próximos temas de #pedichuleta me lo podéis dejar escrito en comentarios y yo tomo nota de todo 🥰 (Estapé)

5.1.2. Voz médica en las *stories*

Las *stories* son publicaciones volátiles, ya que pueden verse durante 24 horas y después desaparecen.

Se trata de herramientas multimodales específicas del medio, puesto que en ellas se pueden añadir filtros, *gif*, *stickers*, encuestas, etc., que permiten mantener al día a los seguidores, entablar con ellos una relación y atraer a nuevos clientes.

En las historias es posible preguntar algo al público de forma directa a través de los sondeos, las encuestas, etc. En (6) la pediatra presenta un caso real y después quiere que los padres contesten a la pregunta. A partir de ahí, en las *stories* siguientes el pediatra explica con su voz educadora:

6)

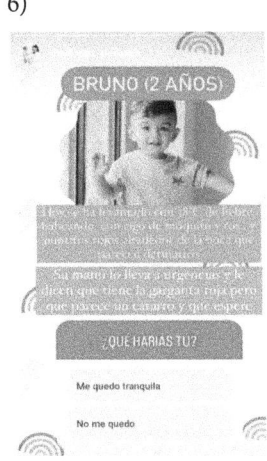

MarLópez

También es posible examinar a los padres para averiguar si han entendido el contenido del blog publicado anteriormente y si se han empoderado de forma efectiva (7a y 7b). Según los resultados, se verán beneficiados tanto los padres, que se sentirán empoderados y seguros, como los mismos pediatras, que habrán logrado su reto. De todos modos, el hecho de volver a publicar la imagen del blog con el enlace es una forma para promocionarlo una vez más como actividad de autoimagen:

7a) 7b)

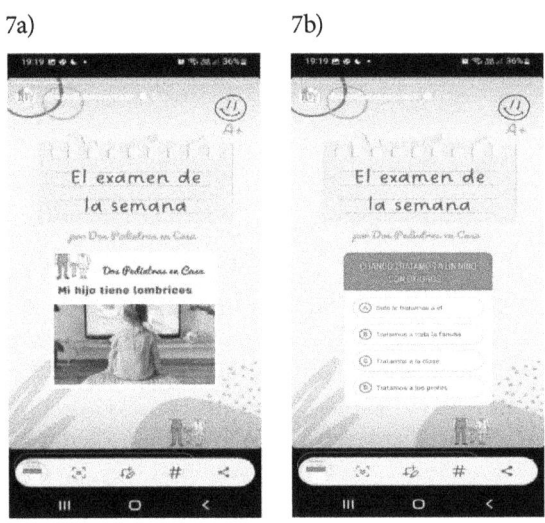

Dospedencasa

5.1.3. Voz educadora en los *posts*

Sabemos que el objetivo principal de estas publicaciones es empoderar a los padres, es decir, que aprendan sobre los cuidados básicos de los bebés. En la biografía de Instagram de *Lauraped* leemos «información sobre salud infantil para empoderarte»; asimismo, la *MarLópez* en una entrevista declara que su objetivo es dar información, de forma rápida y divertida, para que los padres puedan volver a casa y tener la opción de «consultar lo que les había explicado en la consulta» (*La Vanguardia*, 20/02/2023). Concepto ratificado por *Dospedencasa*, que afirman que con sus publicaciones pretenden crear una comunidad de padres más «empoderados que resuelvan dudas sin acudir al pediatra» (*Suplemento de Salud ABC*, 2021). Se matiza también que se debe empoderar a las madres sin infantilizarlas, de acuerdo con la construcción discursiva de una madre poderosa que no debe sentirse culpable: «Debemos recordarles que son las mejores mamás para su bebé, que están aprendiendo, que es normal que tengan preocupaciones y dudas pero que estamos aquí para ayudarles y recordarles que son capaces. Nada de asustar ni reñir, por favor» (*PedLaura*)[3]. Sin embargo, los médicos destacan que «una consulta pediátrica sobre el caso particular no es algo que se deba hacer a través de mensaje directo por redes sociales, ya que se trata de un acto médico y precisa de su encuadre legal» (*Pediatra2punto0*) o precisan que «es difícil hacer cualquier diagnóstico a través de las fotos que reciben por Instagram» (*PedGentile*). Es decir, las redes son esenciales para una correcta y exhaustiva divulgación, pero es imprescindible al menos una cita, aunque sea a distancia, para una entrevista detallada y llegar a un diagnóstico más fiable.

Las redes sociales se convierten, por lo tanto, en un espacio de divulgación, en las que el experto se dirige de forma clara y comprensible al público lego de los padres para ofrecerle una información útil que pueda tener un impacto positivo en sus costumbres y en sus hábitos con los hijos. El médico expone y explica los principales problemas de salud que afectan a los niños: normalmente, se trata de enfermedades comunes y que reflejan las preocupaciones reales de las familias. De hecho, como vimos en el párrafo anterior, el pediatra lanza también sondeos para preguntar cuáles son las dudas de los padres

---

3   De hecho, en los mensajes que los pediatras reciben en privado y que luego publican en las *stories*, se enaltece su propia imagen como buenos pediatras, ya que los padres se declaran seguros: «me siento segura»; «me ayudas mucho»; «estoy súper segura y motivada»; «lo que he aprendido»; «Ahora sé qué hacer»; «tu libro una biblia, lo que he aprendido»; «mucha información clara y muy bien explicada».

y cuáles son sus hábitos para luego publicar un *post* o un *reel* de carácter informativo-divulgativo en el que se emplea un lenguaje accesible y hasta humorístico para explicar algún tema. El perfil del experto se convierte de esta manera en un importante repositorio de información sanitaria al que recurrir en caso de necesidad. Muchos de los *posts* tienen como colofón una autocelebración del contenido como estrategia de autoimagen a través de imperativos, evidenciales e intensificadores: «Guarda y comparte este post porque seguro que lo necesitarás o alguien de tu alrededor»; «Guarda este post para encontrarlo fácilmente cuando lo necesites»; «Enviáselo a quien le pueda ayudar»; «Guarda y comparte porque esta información seguro te ayuda o ayuda a otras familias». Es más, se autocelebra el contenido, como estrategia de autoimagen: «No os lo perdáis [el *post*] porque es muy interesante».

Para demostrar el valor divulgativo de estos perfiles, recurrimos a la función *wordlist* del programa *Sketch Engine*. De la observación de las primeras cien palabras, como se desprende de la tabla 1, un tercio son términos específicos (*fiebre, tos, bronquiolitis*, etc.) o hiperónimos (*infección, enfermedad*, etc.) que se refieren a enfermedades y problemas relacionados con los niños, además de medicamentos (*jarabe, ibuprofeno*). Entre ellas encontramos la palabra *duda* (de los padres) y *consejo* (del médico), lo que denota otro objetivo de este tipo de publicaciones (aconsejar a los padres que tienen dudas). Asimismo, se hace referencia explícita a lo que se va a encontrar: las causas, los efectos y los tratamientos de tales problemáticas. Esto se debe a que muchos de los *posts* están divididos en cuatro apartados (Qué es, cuáles son las causas, cuáles son los efectos y cuáles son los tratamientos), configurándose como guías prácticas al servicio de los padres:

Tabla 1. Wordlist

palabra	fq	Relative fq
fiebre	204	1206,21556
tos	142	839,62063
consejo	134	792,31806
duda	132	780,49242
infección	132	780,49242
mano (pie boca)	130	768,66678
rabieta	126	745,01549
salud	118	687,71292
lactancia	116	685,88728
alimento	116	685,88728

Tabla 1. Continúa

palabra	fq	Relative fq
tratamiento	114	674,06164
piel	112	662,23599
enfermedad	108	638,58471
sueño	102	603,10778
moco	100	591,28214
pañal	98	579,45649
virus	98	579,45649
boca	92	543,97957
Pie	90	532,15392
bronquiolitis	86	508,50264
jarabe	82	484,85135
atragantamiento	78	461,20007
alimentación	76	449,37442
BLW	68	402,07185
diente	64	378,42057
causa	64	378,42057
efecto	64	378,42057
ibuprofeno	64	378,42057
síntoma	62	366,59492

Elaboración propia

Estas palabras suelen aparecer en el título de la publicación o en los títulos de materiales iconográficos que la acompañan, como se puede apreciar observando el *feed* de Instagram o el muro de Facebook: «Mini guía para la tos»; «Atragantamiento»; «Alerta streptococo pyogenes»; «Fiebres altas y prolongadas»; representan, por lo tanto, el anclaje temático (de qué se va a hablar) (Adam 1992). Por otro lado, se utilizarán también como *hashtags* para enmarcar el *post* (cfr. § 5.5.):

Generalmente, las publicaciones de carácter divulgativo incluyen secuencias informativo-explicativas (Adam 1992). El texto explicativo tiene, sin duda, una base informativa, pero se caracteriza por la voluntad de hacer comprender los fenómenos a partir de una pregunta (por ejemplo, ¿por qué pasa?, ¿cómo se manifiesta?, ¿cómo se cura?) e incluye además secuencias descriptivas.

El pediatra demuestra su deseo de reafirmar sus conocimientos y valores y de realzar su imagen de autonomía, dando cuenta de una información específica, su explicación y descripción de forma condensada, pero siempre clara y sencilla.

Este objetivo comunicativo se manifiesta lingüísticamente de forma explícita, ya que el médico declara sin tapujos su papel como poseedor del conocimiento frente al público lego, simple receptor de los saberes: el verbo *explicar* aparece 102 veces y el verbo *contar* 270, en menor medida *hablar* (22) y *enseñar* (20) en la 1ª persona del singular, a través de la cual el pediatra autoafirma su saber y conocimiento:

8) Hoy os cuento cuáles son las características de un dolor abdominal (Doctoradi)
9) Os contamos todo lo que tenéis que saber sobre la alergia y cómo identificarla (Dospedencasa)
10) En el vídeo os explico los signos que se asocian con buen pronóstico (suelen desaparecer las dificultades) y mal pronóstico (puede ser que no desaparezca) (Estapé)
11) NO hay evidencia científica de alta calidad que defienda un tipo de lavado. Sí existen opiniones de expertos. Hoy os explico lo que recomienda la AEP (Lucía)
12) Guarda y comparte porque este post es un súper resumen sobre la fiebre donde queda todo explicado (MarLópez)
13) En el post de hoy os hablo del sueño infantil (Doctoradi)
14) En el vídeo de hoy os enseño a identificar una reacción alérgica (Doctoradi)

Además, se hace hincapié en la claridad y sencillez de los mensajes:

15) Os he preparado este esquema sencillo para que a partir de ahora, cuando dudéis qué antitérmico ofrecer, lo tengáis mucho más claro 😊 (Estapé)

Aparecen también expresiones más coloquiales y exclamativas típicas en *Lucía* para enfatizar la idea de que se quiere explicar animando a los destinatarios: «Pues vamos con ello»; «¡Vamos con ello!»; «Vamos a repasarla (la politelia u otras enfermedades)»; «Vamos con lo imprescindible [#en el botequín de viaje] »; «Pues vamos a salir de dudas en este post [enlace]».

Asimismo, se emplean expresiones metafóricas, acompañadas por el marcador enfático *venga* que sirve para «llamar la atención del destinatario y le anima a actuar según lo que se va a decir o solicitar a continuación o lo que se ha dicho o solicitado anteriormente» (Briz, Pons, Portolés 2008): «vamos a abrir este melón, venga»:

Si el médico explica, los padres, por otra parte, aprenden:

16) Aprenderás lo que es el Plato de Harvard […] (PedLaura)

También es cierto y explícito el deseo de desmontar los bulos, como estrategia de autoimagen:

17) Vamos a derribar algún mito, venga 😊 (Lucía)
18) Alrededor de la lactancia existen un montón de mitos y leyendas que pueden acabar con la moral de una mamá que deseaba dar el pecho, pero que encuentra

alguna que otra dificultad. Os animamos a leer este post para conocerlos y no caer en esos bulos que tanto daño hacen a las mamás que quieren dar el pecho (MiPedencasa)

Además, se observan formas intensificadoras para resaltar el valor del *post*, por ejemplo, recurriendo al cuantificador *todo*: «todo lo que tenéis que saber»; «todo explicado»; «[…] donde os lo cuento todo en detalle»; o a través de la acumulación de elementos grafémicos: «????¡Hoy te lo explico!????».

La explicación constituye uno de los recursos más explotados para difundir nuevos conocimientos entre el público no experto, ya que toda explicación supone la transmisión de una información adquirida previamente, así como la respuesta a las preguntas supuestas del interlocutor o a las vivencias del propio médico en la consulta. De hecho, muchas de estas publicaciones empiezan con enunciados como los siguientes: «Muchos me preguntáis», «la pregunta más frecuente en las consultas es», «es una pregunta súper repetida entre las familias», «estas últimas semanas he visto varias conjuntivitis en consulta, por lo que he decidido hacer una nueva #pedichuleta sobre el OJO ROJO», etc. Por lo tanto, el médico, a partir de su experiencia y de lo que ocurre a su alrededor en la consulta, o de las dudas y preguntas de los padres, describe un evento, en nuestro caso un malestar, una enfermedad, etc., denominándolo y explicando sus causas y sus efectos (Charaudeau 1997: 40) y el tratamiento. Con este propósito en la publicación se anticipa la pregunta de los padres como mecanismo de identificación y de afiliación con ellos.

Cabe recordar, que, a veces, sobre el tema sanitario se profundiza en el blog o en un vídeo de YouTube, de los que se proporciona el enlace, o en el aparato multimodal (*reel*, carrusel de imágenes, infografía, vídeos) que acompaña a la publicación, para aclarar aún más el problema de salud. A veces, la infografía se compone de esquemas claros sencillos sobre los temas enunciados en el *post*. *Estapé* ha elegido un nombre muy representativo, 'pedichuleta', es decir, notas, apuntes de pediatría para recordar algunos temas importantes: «Un recordatorio rápido y visual», «ilustraciones fáciles y claras», y se pueden comprar también en la versión imantada para poder disponer de la información siempre a mano y bien visible en casa.

Se trata de una actividad de autoimagen poderosa, ya que el objetivo es que el público considere al pediatra en cuestión frente a otros como punto de referencia para resolver dudas y saber cómo actuar.

Para ello, los médicos utilizan toda una serie de estrategias para la recontextualización de saberes específicos (Calsamiglia y Van Dijk 2004). Si el vocabulario específico permite hacer la presentación científica más precisa, sin ambigüedades, para inspirar confianza, aumentar su autoridad y exaltar su profesionalidad, por otra parte, el médico es consciente de que tiene que explicar la terminología para que todos la entiendan. El proceso de explicación se articula a través de los procedimientos que ya se han detectado en otros géneros divulgativos: definición, clasificación, reformulación, ejemplificación, analogía y cita, que dan lugar a «paradigmas de designación» (Mortureux 1993).

En cuanto a las definiciones, en nuestro corpus aparecen 352 ejemplos con el verbo *ser* en presente de indicativo que introduce un hiperónimo (*enfermedad, inflamación, alimento, virus, sustancia, proceso, trastorno, síntoma, infección*):

19) La bronquiolitis es una inflamación de los bronquios (MarLópez)
20) La gastroenteritis son infecciones de todo el tubo digestivo (o de una parte) (Dospedencasa)
21) La dislexia es un trastorno específico de la lectoescritura (Estapé)
22) La #urticaria es un trastorno consistente en la aparición de lesiones eritematosas, edematosas, evanescentes, de menos de 24 horas de evolución, y muy pruriginosas que afectan a las estructuras epidérmicas (Lucía)

15 ejemplos incluyen el verbo *consistir*:

23) [La lengua geográfica] Consiste en la aparición de unas placas rojizas en la lengua (Mipedencasa)

A veces se recurre a diferentes tipos de yuxtaposiciones entre tecnicismo y definición, que establecen «una equivalencia semántica» (Gotti 2011: 185), que se asemeja a la estructura de las definiciones que se encuentran en los diccionarios:

24) Hoy os hablo del calostro, la primera leche que toma el bebé durante los 3-4 primeros días de vida de recién nacido, con infinidad de propiedades (Estapé)

Igualmente, se puede recurrir al desarrollo de una sigla:

25) ¿Conoces el VRS? El virus respiratorio sincitial causa el 80% de los casos de bronquiolitis en España (MarLópez)
26) La nefralogía infantil abarca todos los trastornos que afectan a los riñones y las vías urinarias, como fallo renal, hipertensión arterial (HPA) [...] (PedGentile)

También los paréntesis pueden utilizarse con función denominativa para yuxtaponer el tecnicismo y su reformulación: el término específico puede encontrarse entre paréntesis precedido por una explicación o, al revés, se puede introducir el término y después entre paréntesis la explicación:

27) Generalmente es un cuadro leve pero es molesta para los peques por las lesiones orales (aftas) que les molestan para comer y beber (PedGentile)
28) La escarlatina se caracteriza por fiebre alta, inflamación de garganta y amígdalas, exantema (ronchas por el cuerpo y específicamente en pliegues) (Dospedencasa)

A veces, estas definiciones por caracterización utilizan una oración de relativo para introducir la explicación:

> 29) Los huevos pueden estar en alfombras, tierra contaminada, alimentos o en la región perianal (alrededor del orificio), que es la zona donde las hembras dejan los huevos (PedLaura)

Otros mecanismos de reformulación del tecnicismo son el empleo de la conjunción disyuntiva *o*, como equivalencia (cuasi)sinónima:

> 30) Scarna o escabiosisis, es una infestación por un parásito (Mipedencasa)

Igualmente, se puede recurrir a verbos metalingüísticos (*llamado, definido*, etc.), que sirven como mecanismos denominativos:

> 31) La mayoría de estos niños tienen lo que se llama Enuresis Primaria Monosintomática, un trastorno benigno que tiende a desaparecer con el tiempo, pero que puede tener un gran impacto en la autoestima del niño (Mipedencasa)
> 32) No hay un consenso firme sobre si se debe ofrecer una pauta diferente de alimentación complementaria en lactantes con lactancia materna (LM) exclusiva y los alimentados con la leche fórmula (también llamada lactancia artificial: LA) (PedGabi)
> 33) La #enfermedad celiaca, también conocida como #celiaquía o #enteropatía sensible al #gluten, se caracteriza por una inflamación de la mucosa del intestino delgado como consecuencia de una #intolerancia inmunológica y #permanente al gluten ingerido de la #cebada, del #trigo y el #centeno (PedLaura)

Asimismo, se utilizan marcadores reformuladores, entre los que descuella *es decir* (54 veces), seguido de expresiones con valor reformulador como *(esto) significa que, o lo que es lo mismo*:

> 34) Estos efectos se han demostrado "in vitro", es decir, en estudios de laboratorio. Sin embargo, "en vivo", es decir, tratando diferentes enfermedades en pacientes (sinusitis, bronquitis, neumonías...) no se ha podido comprobar (DoctoraDi)
> 35) Los efectos secundarios podrían ser reacciones alérgicas severas [...] o efecto paradójico (esto significa que provoca en el niño el efecto contrario al que se espera) (Mipedencasa)
> 36) Es un claro ejemplo de hipertelorismo, o lo que es lo mismo, gran distancia entre los ojos (PedGentile)
> 37) Si un niño está en el percentil 50 de peso significa que, comparado con los de su edad, hay un 50% de los niños que pesan más y otros que pesan menos (Lucía)

Se emplean también algunas figuras retóricas que expresan relaciones de proximidad o semejanza entre elementos, como los símiles o comparaciones (38, 39, 40), que establecen conexiones que resultan más notorias al público lego, o las metáforas (41, 42, 43), que conceptualizan objetos, sustancias o entidades desconocidas. El término figurado puede aparecer entre comillas para señalar su valor desplazado:

> 38) En algunas ocasiones también puede ayudarnos el uso del dermatoscopio, un tipo de lupa que usamos para observar la piel (Lucía)
> 39) Se trata de lesiones violáceas que pueden aparecer en pies y manos, más en pies, que pueden parecerse a los típicos "sabañones" o "frieras" (Dospedencasa)
> 40) Esta bacteria causa faringoamigdalitis bacteriana, que cursa con fiebre alta, dolor de garganta (como si se clavasen cuchillos), en ocasiones placas (MarLópez)
> 41) Ya te he hablado de qué es un banco de #lechematerna. Es oro líquido y cada gota cuenta para los bebés prematuros y gravemente enfermos (Estapé)
> 42) No es un ovni, aunque lo parezca, el de la foto es un "influenza", virus que produce la gripe. Aunque solemos utilizar ese término para cualquier catarro, lo cierto es que quien lo ha pasado, sabe diferenciarla de cualquier otro catarro común (Dospedencasa)
> 43) Solo el niño/a podrá decidir relajar el esfínter, abrir "ese grifo" que tenemos en la barriga (Estapé)

Se rastrean ejemplificaciones, un proceso comunicativo a través del cual se aclara o se refuerza el significado mediante una segunda unidad que ilustra la primera citando un ejemplo (Hyland 2007: 270), es decir, se procura una «particularización del enunciado anterior» (Fuentes Rodríguez 1996: 62):

> 44) Los supositorios de paracetamol están indicados en el tratamiento de los síntomas del dolor leve a moderado y para bajar la fiebre, especialmente en niños y niñas que pesan más de 10 kg en los que la administración por la boca se halla dificultada, por ejemplo, en el caso de náuseas, vómitos o alteración de la consciencia como en las convulsiones febriles (Dospedencasa)
> 45) Por lo tanto, el ibuprofeno nos interesará cuando tengamos un componente inflamatorio, por ejemplo, una otitis, una amigdalitis... (MarLópez)

Asimismo, encontramos definiciones por función (Loffler-Laurian 1983: 8-20):

> 46) El paracetamol alivia el dolor, el malestar y baja la fiebre (PedGabi)
> 47) Los dos sirven para la fiebre (son antitérmicos), los dos sirven para el dolor (son analgésicos) pero solo el ibuprofeno desinflama (MarLópez)

La enumeración es muy explotada para describir los síntomas o las características de una enfermedad. Es un recurso que permite organizar el discurso de una forma más esquemática, inmediata y ordenada, para que el lego comprenda mejor el contenido:

> 48) El pie plano 👣 es normal en los bebés y niños pequeños, ya que el arco del pie todavía no está desarrollado. El arco plantar se desarrolla durante la infancia a

medida que se va fortaleciendo la musculatura del pie (aunque hay adultos en los que puede persistirá).
En el niño existen dos tipos de pie plano:
🌸 Pie plano flexible (normal): debido a flexibilidad de sus articulaciones. Es capaz de corregirse al hacer ciertas maniobras.
🌸 Pie plano rígido (patológico): por uniones anómalas entre los huesos (Mar-López)

Una característica peculiar de las redes es que el símbolo de la enumeración puede ser un *emoji*, con valor referencial, que representa parte del contenido del mensaje:

49) ¿QUÉ ES EL METILMERCURIO?
♟ El mercurio es un contaminante medioambiental
🎣 El metilmercurio es la forma más tóxica del mercurio
🐟 La cantidad de mercurio en los peces varía (según la alimentación de ese pez y los años que vive)
🐠 Los peces que + concentraciones de metilmercurio tienen son el tiburón, pez espada (o emperador), lucio y el atún rojo
¿POR QUÉ ES PELIGROSO?
🧠😟🔲 Porque puede causar en fetos y en niños pequeños alteraciones en el sistema nervioso
🧠 (retraso cognitivo, pérdida de memoria, alteraciones del lenguaje...)
🤰🍼 Tampoco se recomienda en mujeres embarazadas ni en las que damos pecho
👶🔲 Niñ@s desde 10 años: no consumir más de 120g al mes de estos pescados (MarLópez)

Estas estrategias no aparecen aisladas, sino que se acumulan en las publicaciones. En (50), observamos el desarrollo de la sigla, la reformulación con verbo metalingüístico, el empleo de la conjunción *o* y definición con el verbo *es* + hiperónimo. Se explican las causas («condiciones hereditarias y otras cotidianas») y las consecuencias («no es contagiosa», «comezón», «prurito»):

50) La *dermatitis atópica (DA)*, también *conocida simplemente como eccema o eccema atópico*, en una enfermedad muy común de la piel. Afecta aproximadamente al 10% de todos los bebés y niños. Aunque la causa exacta se desconoce, la DA es resultado de una combinación de condiciones hereditarias y otras cotidianas que desencadena la *erupción roja y pruriginosa*. *Este tipo de eccema* suele comenzar en el primer año de vida y casi siempre en los primeros cinco años. [...]La DA *es una erupción* que causa mucha comezón. Gran parte del daño de la piel se produce por el rascado y el frotado, acciones que el niño no puede controlar. La DA *es una enfermedad* familiar, aunque no es clara la forma exacta de transmisión de padres a hijos [...](MarLópez).

La reformulación puede afectar a secuencias enteras, como en los casos de las anáforas léxicas, que retoman las definiciones, y, en particular, la anáfora por referencia demostrativa, que focaliza el elemento, lo convierte en tema discursivo y asegura la cohesión:

> 51) El día 2 de diciembre se emitió una alerta sanitaria en Reino Unido por el aumento de casos de infecciones por *S. Pyogenes* […] con predominio de las respiratorias superiores como amigdalitis y escarlatina. Además se ha observado un aumento de las infecciones invasivas […] Estas alertas sanitarias se emiten con el fin de que los sanitarios tengamos el ojo puesto y tengamos un elevado índice de sospecha, aunque *es una bacteria* que es una vieja conocida. Aún así las infecciones invasivas son poco frecuentes por *este germen*, pero con estas alertas se hacen recomendaciones para tratar precozmente y que no se nos pase (Lucía).
>
> 52) La Sarna se produce por la infestación de un ácaro llamado Sarcoptes Scabiei […] El pediatra podrá diagnosticar la sarna con la sintomatología y observando la piel. En la piel se pueden encontrar unas *lesiones típicas* que se llaman *surcos acarinos*. *Estas lesiones* son unas *elevaciones lineales* de la piel (PedGentile).

Si es cierto que domina un estilo impersonal, a veces el médico puede recurrir al *nosotros* inclusivo para remitir al gremio al que él mismo pertenece y que formula la definición:

> 53) Extreñimiento. Lo definimos como una disminución de la frecuencia en las deposiciones o un aumento de consistencia de las mismas (Dospedencasa).

Los pediatras citan las fuentes, a veces de forma generalizada («otros estudios» (54), «en un estudio» (55); «algunos autores» (57)) u otras autoridades del sector, «AEP» (56), para respaldar la información que están difundiendo, para destacar que lo que se está explicando tiene evidencias científicas:

> 54) Otros estudios comparan el tiempo que se tarda en realizar las maniobras RCP versus lo que tardaríamos en usar estos dispositivos, siendo esta última opción más lenta porque tardamos más en entender cómo hacerlo antes de ejecutarlo (Lucía)
>
> 55) En un estudio se vio que la medida de aparición de esta alopecia era a los 2,8 meses y la media de desaparición era a los 6,5 meses. […] antes se atribuía a que los bebés siempre estaban tumbados boca arriba y que esa pérdida de pelo se debía a la fricción con las superficies como la cuna. No obstante, diversos estudios han demostrado que esta no es la causa […] (Estapé)
>
> 56) […] se inicia el llamado periodo de exterogestación (según algunos autores duraría hasta los 18-20 meses) (Mipedencasa)
>
> 57) Hay que recordar que desde el año pasado, la AEP recomienda la vacunación sistemática contra la gripe (Mipedencasa)

En (58) se recurre a la mención a la @, herramienta versátil para conectar directamente con alguien y, a veces, para entablar un diálogo con él, como solicitud de una opinión que pueda corroborar y reforzar las afirmaciones del pediatra:

58) Este post está basado en la guía de recomendaciones de la Sociedad Española de Urgencias Pediátricas (@seup_oficial) sobre cuando consultar a urgencias (Mipedencasa)

Además de las fuentes explícitas y concretas, otro recurso para resaltar la propia autoimagen como médico responsable, fiable y creíble en el que hay que confiar es el empleo del hiperónimo *evidencia científica* como pilar de lo que está explicando y/o recomendando:

59) Todo ello se sumó a la evidencia científica ya existente sobre el abuso pantallas en edades precoces como el retraso en áreas del desarrollo y peor puntuación en test de evaluación cognitiva a largo plazo (Lucía)
60) El post está basado en la evidencia actual, especialmente en el protocolo sobre bronquiolitis del grupo GVR de la AEPAP del 2022 @gvr_aepap (PedGentile)
61) La ciencia avanza y la evidencia que se conoce en cuestiones de alimentación también (PedLaura)

Además, la evidencia científica es una de las etiquetas [#] empleadas como cierre de los *posts* para darle más visibilidad a la publicación.

La e*videncia científica* se emplea como argumento contra los *bulos* o la sabiduría popular, muy a menudo representada por lo que sostienen las abuelas. El médico fundamenta sus ideas sobre lo que dice la ciencia para mostrarse como profesional fiable y formado y realzar su autoimagen. En (62), la pediatra presenta su blog utilizando el español coloquial: la interjección *ains* con alargamiento consonántico y la expresión *santa paciencia* para enfatizar el enfado, apuro y frustración crean una relación de cercanía con el público, aunque el médico quiere imponer su punto de vista para desmontar bulos y para demostrar que todo lo que diga beneficiará al interlocutor (*va por vosotros*):

62) De toda la vida de dios se ha hecho así y no ha pasado nada…
Ainssssss santa paciencia.
Ahí va, va por vosotros. (Lucía)

En (63), tras la aparente ironía como mecanismo afiliativo para congraciarse con el lector y reforzar su vinculación con él, se esconde un verdadero ataque a la imagen de las abuelas como promotoras de las falsas creencias. Además, la voz rotunda educadora se observa en la respuesta a las preguntas que la pediatra dirige aparentemente al público: el uso de *pues no* refuerza la respuesta negativa a un tema sobre el que llama la atención con el símbolo !:

63) ! ¿Alcohol en las recetas? !
¿Crees que se evapora?
Pues no… No como nos han contado. Toca compartir este vídeo con todas las abuelas… jeje (Lucía)

También en este caso la etiqueta que acompaña el *post* destaca la importancia de derribar mitos (#derribandomitos); además, al utilizarse al lado de #elgranlibrodeluciamipediatra, la pediatra no solo promociona su libro, sino que también lo elige como símbolo de evidencia científica para realzar su autoimagen.

En (64) observamos otros mecanismos para realzar la voz educadora. La pediatra recurre tanto a recursos gráficos –el símbolo de llamada de atención y la negrita– como a estrategias verbales –la anáfora del adverbio *no* y *ni*–. Además, contrapone la información de la que se tiene evidencia científica a la desinformación, todo ello a través de la construcción binaria «No hay evidencia» frente a «sí tenemos evidencia» y de la expresión hiperbólica «en todo el mundo». El empleo del marcador causal *por ello*, que apunta a la importancia de la causa citada previamente, y del marcador consecutivo *así que*, crean fuertes ataduras entre los miembros discursivos y hacen que el mensaje resulte más incisivo. Es más, para hacer hincapié en la postura que defiende la pediatra («los collares no tienen efectos y son peligrosos») se remite también a las Asociaciones científicas de pediatría, cuya opinión se refuerza con el adverbio modal en *-mente* (*absolutamente*).

La recomendación final, mitigada por el mecanismo acompañante *por favor*, se interpreta como acto de cortesía hacia las familias, que se sentirán protegidas por el pediatra, como veremos también más adelante:

64) ⚠ **NO A LOS COLLARES DE ÁMBAR** ⚠
No alivian la salida de dientes, **no tienen efecto** analgésico y **no tienen** propiedades terapéuticas ninguna como así se le atribuye.
No hay evidencia científica ninguna de toda esta desinformación que se lee en redes sociales y de lo que **sí tenemos evidencia sólida y casos publicados en todo el mundo es del riesgo de atragantamiento, asfixia y estrangulamiento**.
Y es por ello que todas las Asociaciones científicas pediátricas **los desaconsejan absolutamente**.
Así que por favor, no caigáis en estos bulos que lo único que hacen es poner en **riesgo a vuestros bebés**.
⚠ **Ni** collares, **ni** pulseritas, **ni** anillos en bebés (Lucía)

Para resaltar su imagen de autonomía, el médico utiliza aseveraciones rotundas reforzadas por el marcador de modalidad epistémica *por supuesto*, que indica la evidencia y sirve para reforzar la aserción/afirmación, intensificar una afirmación o negación con la que evaluar la evidencia de lo dicho y, además, puede tener la función de maximizar la cortesía y crear un aprecio entre el hablante y el oyente (Escandell Vidal 1996: 145,151), así como una mayor cooperación entre ellos para que la comunicación sea más eficaz (Martín Zorraquino y Portolés Lázaro 1999: 4147):

65) El primer bulo es que las #vacunas causan autismo. Por supuesto, es falso, ninguna vacuna puede provocar esta enfermedad (Lucía)

También el uso de la 1ª persona del singular con el verbo performativo *desmentir* refuerza su imagen como persona que sabe exponerse y posicionarse explícitamente contra los mitos:

66) […] además desmiento mitos que hay en torno a la fiebre, hablo de termómetros y donde medir la temperatura (PedLaura)

La voz educadora se construye también con verbos epistémicos que indican diferentes grados de certeza. Un grupo de verbos utilizados son: *considerar, creer, pensar*, que señalan un tipo de juicio epistémico, en general con un grado de certeza alto o medio, y se emplean en la 1ª persona del singular (*yo profesional*, Mapelli y Piccioni 2019). El médico, a partir de sus conocimientos y de la evidencia, formula su opinión, explicitando el deíctico personal (yo) o identificándose con el gremio («como personal sanitario/como pediatra»), lo que otorga más fuerza y autoridad al enunciado. Con el uso de «yo creo», como estrategia enunciativo-modal, el enunciador refuerza la aserción suscribiendo lo dicho y comprometiéndose con ello (Fuentes Rodríguez 2004); es decir, «yo creo» intensifica y promueve la autoimagen del hablante, que «asume la responsabilidad, se compromete con lo dicho, con lo cual la aserción tiene fuerza y el yo se impone al otro» (Fuentes Rodríguez 2020: 278), de modo que esta asunción favorece su imagen:

67) Yo creo que es el peor jarabe que peor se toman los niños y niñas (Lucía)
68) Como personal sanitario, creo que es fundamental actualizarse y formarse de manera continuada y no quedarse anclado en el pasado (MarLópez)
69) Como pediatra me apetecía enfocar la idea hacia temas que a menudo surgen en consulta (Lucía)

Esta contraposición médico-padres se manifiesta también con el *nosotros* exclusivo, que representa a los profesionales, y que se contrapone al *vosotros* (los padres):

70) *Y seguimos* con temas dermatológicos frecuentísimos en la infancia y con los que *nos consultáis* a diario (Lucía)

Otro verbo epistémico empleado es *poder*, con el cual se explicitan relaciones de causalidad y de causa-efecto:

71) El talco puede aumentar la inflamación si hay heridas (Doctoradi)
72) El asma infantil puede empeorar, permanecer igual, mejorar, o desaparecer por completo (Dospedencasa)

La voz educadora del médico se manifiesta también en las recomendaciones. En Mapelli (2023) se demostró que en los blogs de pediatría la recomendación es muy utilizada y aparece con diferentes manifestaciones lingüísticas (*recomendar, aconsejar, deber* + infinitivo, *tener que* + infinitivo; *poder* + infinitivo; *ser* + adjetivo, *hay que* + infinitivo, *convenir* + infinitivo). En las redes sociales, la palabra *consejo* y *recomendaciones* aparecen a menudo con el *hashtag* para destacar la importancia del *post* y colocarlo en un determinado hilo temático. Observamos que en Facebook y en Instagram predomina la expresión con verbo copulativo + adjetivo. En particular, observando los colocados del verbo *ser* (Tabla 2), se desprende que los adjetivos más utilizados, con 260 ocurrencias en total, son *recomendable, importante, necesario, aconsejable, fundamental, mejor* e *imprescindible*; pueden acompañarse por *muy* o *tan*:

Tabla 2. Colocados del verbo *ser*

Elaboración propia

También se puede expresar con *hay que* + infinitivo (64 veces):

Tabla 3. Concordancias de *hay que*

Elaboración propia

o con la forma prototípica de los actos de habla directivos, el imperativo, o de manera más esquemática y clara con SÍ/NO (sobre todo en los *reels*). La perífrasis *hay que* + infinitivo, orientada a la desubjetivación del discurso, y los predicados deónticos, estructuras generalizadoras de valoración en las que tanto el emisor como el destinatario se desfocalizan, sirve para mitigar el acto impositivo; por otra parte, el imperativo es más directo. Cabe destacar que, en la sociedad española, cuando el consejo busca el beneficio del otro, no se considera un ataque a la imagen, sino que es más bien un refuerzo para la imagen de todos los interlocutores implicados (Hernández Flores 2002). Es decir, se refuerza la imagen de autonomía de quien aconseja (el médico) al autoafirmar su poder comunicacional y su sabiduría y también la imagen de la persona que lo recibe (los padres), ya que se les está demostrando afecto. Estos a su vez no se sienten amenazados, sino todo lo contrario, agradecerán constantemente al pediatra los buenos consejos, como veremos en § 5.4, lo que demuestra que la comunicación en las redes sociales, así como ocurre en la conversación, está orientada hacia la solidaridad (Barros García 2018: 197). En (73) observamos que el imperativo sirve, por lo tanto, para convencer al otro de que actúe de una manera beneficiosa para los hijos, teniendo en cuenta que la responsabilidad final de la decisión está en las manos de los padres, para preservar la propia imagen. Se aprecian otras realizaciones lingüísticas explícitas de la recomendación (74 y 75), pero son menos frecuentes (24 ocurrencias):

73) […]Técnica:
-antes de administrar el puff agita bien el cartucho y vuelve a colocarlo en la cámara
-aprieta suavemente la mascarilla contra la cara de tu hijo
-administra el puff y deja que lo respire 6-7 veces (10-15 segundos)
-deja descansar al niño 30 segundos entre puff y puff y no te olvides de volver a agitar el cartucho cada vez (MarLópez)

74) Ese tipo de colchón se comercializa mucho últimamente como simulación temprana, pero NO debes dejar que tu peque se duerma en él
La recomendación es un colchón firme y liso
Los bebés tampoco deben dormir boca abajo antes de los 12 meses. Cuando tu bebé se dé la vuelta desde boca arriba hacia boca abajo y también al revés, ya puedes dejarlo dormir como el bebé quiera
Sí podemos utilizarlos para estimularlos, pero NUNCA para dormir
Colchón de agua Sí DESPIERTOS pero NO dormidos (MarLópez)

75) ¡¡¡Eso sí, es fundamental hacer un buen uso de los recursos sanitarios que tenemos. No es adecuado saturar los servicios de urgencias por enfermedades banales, ya que de esta manera, no se pueden atender las urgencias verdaderas como es debido!!!! (Mipedencasa)

Otro tipo de acto directivo sirve para ensalzar la autoimagen de quien ofrece el consejo, ya que pide la colaboración de los seguidores para difundir los contenidos. Es típico de las redes sociales pedir una participación activa de los seguidores:

76) No os perdáis este nuevo episodio porque vais a aprender un montón de cosas!! (Dospedencasa)
77) No os perdáis este nuevo episodio porque os va a encantar!! (Dospedencasa)
78) ¡Guarda y comparte porque estamos en plena época! (Doctoradi)

5.1.4. Voz educadora en las *stories*

El médico aprovecha la caja de las rondas de preguntas (79) para dar explicaciones y consejos. Muchas de las estrategias son las que ya hemos comentado en el párrafo anterior, es decir, explicaciones, definiciones («Un mastocitoma es…»), reformulaciones («mastoncitos en la piel -un tipo de célula-»), etc.; además, hay un refuerzo de la imagen del rol médico-educador, ya que en la foto de fondo se ve a la pediatra sentada como si estuviera explicando algo a un interlocutor:

79)

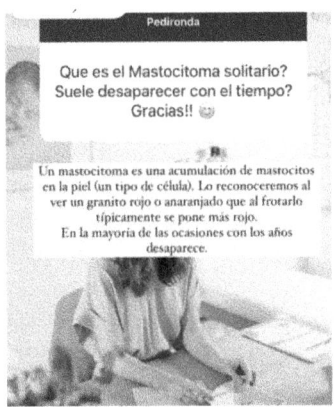

Estapé

En las *stories* notamos un lenguaje mucho más directo y asertivo, donde los elementos multimodales (*stickers*, *emojis*, *gif*, @, enlaces) son muy utilizados. Los *stickers* suelen aparecer con cierta frecuencia, sustituyen al texto y son inmediatos (80 y 81):

80)

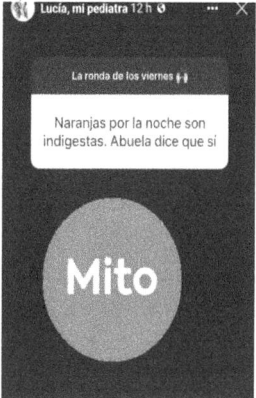

Lucía

81)

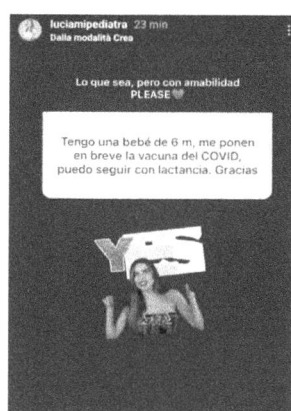

Lucía

La respuesta en (82) es muy autoritaria («no, no y no»), la repetición del adverbio y del enunciado «nada que ver» intensifican la imagen de autonomía del médico, que quiere imponer su posición. La recomendación se expresa con bastante frecuencia con el imperativo, ya que es más directo (82 y 83), si bien su fuerza puede quedar mitigada por los *emojis*, sobre todo los que expresan sentimientos positivos (por ejemplo, el corazón rojo), que manifiestan el interés de la pediatra por la salud del pequeño paciente:

82)

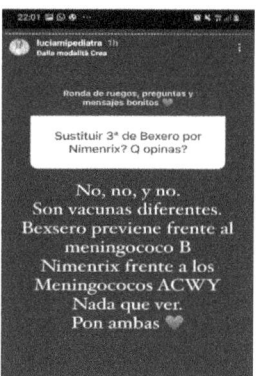

Lucía

83)

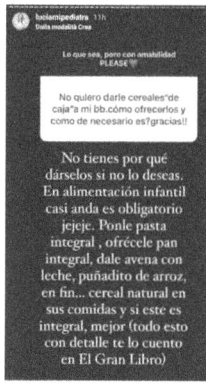

Lucia

En (84), la pediatra responde con un *sticker* que refuerza la respuesta afirmativa y después explica cuánto flúor se le puede dar a los niños. El mismo valor intensificador lo encontramos en (85) en el uso de la expresión modal que indica seguridad para reafirmar un hecho («sin duda»), con la que el hablante tiene la firme convicción de sostener la verdad de una proposición, es decir, demuestra un grado de certeza máximo:

84)   85)

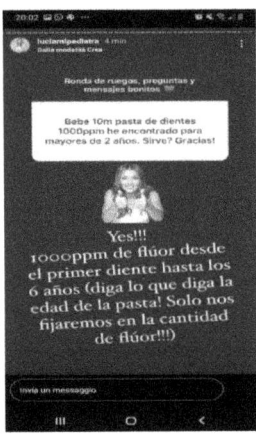

Lucía

En (86) *Lucía* expresa enfado y falta de respeto hacia la seguidora que vuelve sobre uno de los temas estrella (la fimosis) de las publicaciones pediátricas. Emplea formas coloquiales como «y dale pedales» para indicar pesadez o insistencia de una cosa o una persona, para reprobar con enfado el «tirón». Además, la pronunciación silabeada y en mayúscula de la palabra «despacito» indica la subida del tono de voz con valor impositivo. Asimismo, la pregunta retórica «¿Queda claro?» busca necesariamente asentimiento y conformidad por parte del interlocutor. Sin embargo, se suaviza el tono con el *emoji* que hace un guiño y saca la lengua, que se suele utilizar para transmitir una broma:

86)

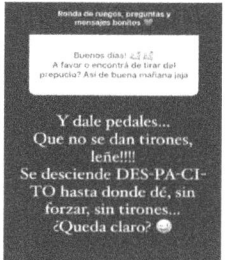

Lucía

Otras veces, como en (87), las explicaciones son muy minuciosas y para que el mensaje se lea bien se coloca en dos cajas de colores diferentes. Los mecanismos explicativos son los mismos que hemos comentado en el párrafo anterior:

87)

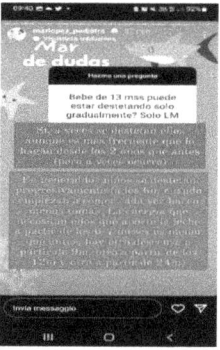

MarLópez

Además de reforzar su imagen de médico a través de la explicación, puede recurrir a fotos para enfatizar más el mensaje (88). Aquí elige como imagen de fondo uno de sus libros en el que el lector encontrará la respuesta que está buscando. Se crea una fuerte cohesión entre imagen y texto gracias al deíctico de lugar («También esto está *aquí*»), que sirve para promocionar el producto. Sin embargo, podemos observar el signo interrogativo con el corazón para acompañar la recomendación y las risas como mecanismo afiliativo:

88)

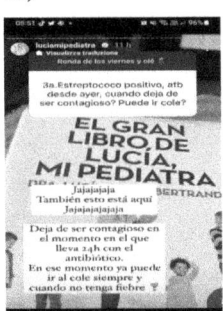

Lucía

Otra forma para manifestar la voz educadora es insertar en la *story* un hipervínculo que remite bien a un producto que el autor ofrece para reforzar su autoimagen y autopromocionarse (89), bien a una fuente externa (90), ya que como dijimos, citar las fuentes otorga al médico cierta autoridad y valida su credibilidad como persona bien documentada y preparada:

89)   90)

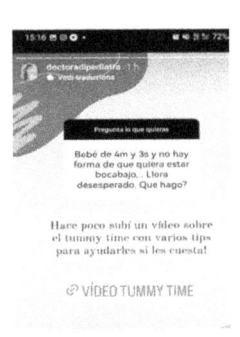   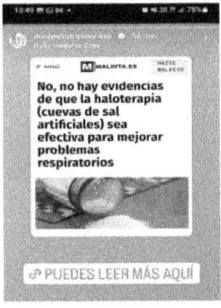

Doctoradi   Dospedencasa

Para que el lector tenga más claro el problema que se está tratando se puede introducir una fotografía (91). Además, la pediatra no solo contesta, sino que habla de su experiencia («impétigo de mi consulta»). La precisión de que se trata de su experiencia personal sirve para dar más credibilidad al mensaje:

El rol de médico-pediatra 115

91)

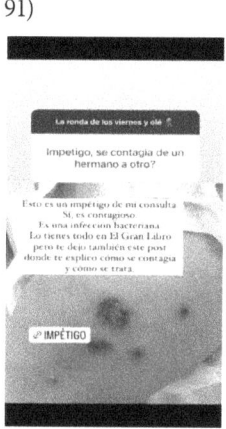

Lucía

Se puede publicar también una infografía (92) en la que se presentan en la parte central primero los síntomas de una enfermedad (en la foto central se percibe el tipo de manchas producidas por la sudamina) y después de manera esquemática la información y las recomendaciones acompañadas por algunos dibujos estilizados y sencillos con función referencial:

92)

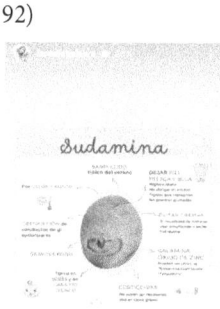

PedLaura

En la mayoría de los casos se trata de dibujos infantilizados (92 y también 93), como si estuvieran sacados de un libro para niños, y que representan el contenido del mensaje:

93)

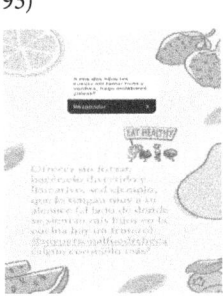

PedLaura

Cabe añadir que la voz educadora puede completarse con la voz empática. Muchas respuestas a las preguntas de las rondas terminan con la expresión de buenos deseos o con *emojis* o *stickers* que expresan sentimientos positivos y que canalizan la expresividad (Vela Delfa y Cantamutto 2021). Entre los más comunes encontramos los que se emplean normalmente también en las conversaciones privadas en WhatsApp (*El País*, 08/07/2023): los besos, los corazones, el brazo que expresa fuerza, las manos unidas que expresan la petición de ayuda o bien un agradecimiento o una adoración y las risas.

El mismo médico puede jugar con su imagen y presentarse en la *story* con unos filtros que infantilizan su rostro para presentar la ronda de preguntas:

94)

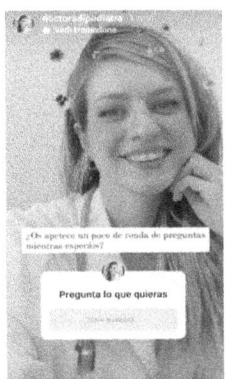

Doctoradi

Por último, cabe subrayar que el profesional, al cabo de una breve explicación, invita a la madre a consultar al pediatra con la intención de preservar la propia imagen y no caer en el error:

95)

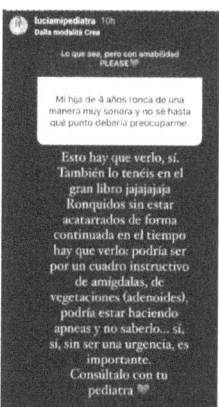

Lucía

En (96), en cambio, se realiza un verdadero ataque a la imagen del pediatra de las familias. Aquí se intensifica la orden con un imperativo (en mayúscula) que funciona como llamada de atención («escúchame bien»), con el empleo de las mayúsculas y con la pegatina, que expresa enfado:

96)

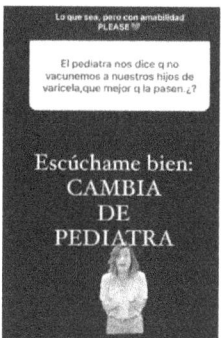

Lucía

Para proteger su imagen la pediatra puede admitir que no sabe contestar (97-98), porque no dispone de todos los elementos que le puede proporcionar una exploración física y no puede formular un juicio o un diagnóstico. Por lo tanto, con el operador «no sé» se suspende la aserción y con la perífrasis deóntica en condicional «habría que» o el condicional del verbo *recomendar* («recomendaría») el médico no quiere comprometerse con lo dicho por razones de precaución:

97) Ronda de preguntas: Bulto blando "de repente" No dolor, no golpe. No picadura. Pediatra hace eco y descarta que sea malo porque no está encapsulado. Yo sigo con la mosca detrás de la oreja. 2ª opinión? Necesito saber qué es ☹
Pues no sé, habría que ver el informe de la eco (podría ser una lesión vascular) Tampoco sabemos edad, ni desde cuándo… El informe de la eco suele dar el diagnóstico (Lucía)

98) Pedironda: 4 días de fiebre (>38°) sin foco en niño de 24m. Que puede ser??
Imposible de saber sin una exploración física completa. Te recomendaría visita con tu pediatra (Estapé)

5.1.5 Voz empática en los *posts*

El pediatra, en su rol de médico, posee también una voz empática que se manifiesta cuando cuenta su experiencia y su vivencia personal como profesional con los niños y las familias o cuando expresa su idea de pediatría basada en valores como la confianza, la cercanía y la escucha. Estas emociones afectan al modo en que la información se transmite y se interpreta e influyen en la dinámica comunicativa (Orts Llopis 2023: 47). En (99), *PedGentile* explica su visión de la profesión en un *post*, acompañándolo con una foto en la que se ve que está explorando con atención a un bebé:

99) Pediatra de Atención Primaria
Me gusta llamarlo más Pediatra de Familia. La unión que se forma entre el profesional y la familia es tan fuerte que a veces se vuelve parte integrante de esa. El Centro de Salud no puede ser un ambiente hostil sino un ambiente que transmita confianza y seguridad, donde las personas se puedan abrir tranquilamente porque confían en ti (PedGentile).

Se trata del *yo perso-profesional* que detectamos también en los blogs (Mapelli y Piccioni 2019, 2023). Esta faceta es importante para establecer vínculos y desarrollar relaciones interpersonales y no solo transaccionales. Las estrategias empleadas están destinadas a confirmar la imagen social afiliativa que a su vez refuerza y completa la imagen de autonomía del médico, es decir, el contenido proposicional se completa con el contenido afectivo, la «actitud afectiva» (Yus Ramos 2018), para ganarse la confianza de los usuarios.

En primer lugar, el pediatra destaca el trato con los niños, ya que sabemos que lo que buscan los padres es un pediatra atento, empático, sensible y que entre en sintonía con los pequeños pacientes.

En (100) *Lucía* narra cómo ha cambiado su forma de acercarse a los niños en la consulta con el paso de los años, lo que exalta el trato empático con los pequeños pacientes, rasgo que los padres aprecian particularmente. Se crea una dicotomía entre un antes, cuando procedía con la exploración física de forma más fría y alejada, y un ahora, donde actúa de forma más divertida y cercana; además, la exclamación es un autoelogio que refuerza su imagen como médico atento y empático. La implicación y el compromiso social es una forma de influir en la intensidad con la que los individuos se interrelacionan incluso en un campo especializado como es la medicina:

> 100) Cuando era una novata exploraba barrigas, ahora juego, les entretengo, les distraigo, les canturreo si hace falta y entre todo eso, les exploro la barriga. ¡Mucho más efectivo! Muy buenos días a todos (Lucía)

El saludo es otra forma de estrechar lazos; se trata de una actividad de cortesía ritualizada. No olvidemos que, en las redes sociales, muchos *posts* o *stories* solo sirven para saludar o desear un buen día. El saludo se convierte casi en una cita cotidiana y puntual para empezar el día:

101)

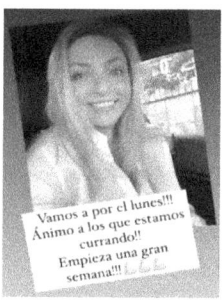

Lucía

Otra estrategia con la que se manifiesta la voz empática es la reconstrucción del diálogo entre la experta y las familias para otorgar más credibilidad y hacer que el *post* tenga un tono más íntimo. Abundan los agradecimientos mutuos, pero es interesante observar cómo el médico utiliza el *nosotros* inclusivo (como miembro de un gremio) para dar las gracias a las familias y destacar que aprenden también de ellos. El efecto será el de un médico agradecido y que, al mismo tiempo, quiere valorizar a los padres. En (102) se utiliza el léxico de la emoción y de la fuerza anímica: «empatía», «confianza», «emoción», «ilusión», «conmover», «emocionar», «amor», «sentido encuentro», «fuerza», «optimismo», «impulso», «superación», «lucha», «luz», «esperanza») y palabras de las esferas de la preocupación («miedos y preocupación», «ansiedad»). Además, se hace referencia al pequeño paciente que sufre una enfermedad rara con vocativos informales de afecto («cariño» y «corazón») y a la madre con el atributo «maravillosa». Este adjetivo es muy explotado en los *posts* de Lucía para referirse a las madres, ya que es una forma para recordar el título del libro *Eres una madre maravillosa*, que, además, se ha convertido en un eslogan para empoderar a las madres, de modo que se sientan menos inseguras, agobiadas y culpables. Esta frase pegadiza se reitera a lo largo de las publicaciones para transmitir un mensaje de forma directa y sencilla:

> 102) Lucía, ¿puedes salir un momento de la caseta? Tenemos a un pequeño lector que quiere conocerte y no puede hacer la cola.
> - Claro que sí. - contesté con una sonrisa imaginando que lo que había detrás de esa gran multitud de familias era una historia de *superación y fuerza*.
> - Claro, ve, Lucía bonita, no sufras, te esperamos. - dijo una *madre maravillosa* que llevaba más de una hora esperando pacientemente su turno.
> Cuando al fin me abrí paso, allí estaba Adolfo y su mamá Alicia.
> *Maravilloso y sentido* encuentro con una mujer que no dejó de sonreír ni un solo minuto, que me agradeció mi *fuerza y optimismo*, que todo lo que me dijo estaba cargado de *impulso, de superación, de lucha y de agradecimiento*.
> Como me suele ocurrir con estas familias, me conmovió.
> *Somos nosotros los médicos los que aprendemos a diario de este tipo de familias.*
> [...]Hablaba con un amor hacia todos mis colegas, que me *emocionó*.
> Adolfo [...]tiene la enorme suerte de tener una madre maravillosa, llena de *fuerza, de luz y de esperanza*.
> Por eso desde aquí *mi más sincero reconocimiento a todas esas madres y padres de las que **os hablo en mi trilogía**, ejemplos de lucha y ejemplos de vida.*
> Mi *reconocimiento, respeto y admiración* también a todos mis colegas, profesionales sanitarios, que logran hacer la vida más fácil a niños como Adolfo.
> *Adolfo, cariño, sé que verás este mensaje: GRACIAS por tu visita. Espero que disfrutes de los cuentos y te veo en la siguiente firma, corazón.*
> Adelante, siempre adelante (Lucía)

En (103) la pediatra una vez más recurre al sintagma «eres una madre maravillosa» para realzar la imagen de la mamá que acude a la pediatra con sus miedos. Además, el uso de las mayúsculas refuerza aún más la identidad de la madre a la que va dirigido el elogio, poniendo de relieve su papel social y creando afiliación (Barros García 2018: 105). Halagar al otro sirve para realzar su imagen de afiliación, ya que el cumplido es una manifestación de acercamiento al otro y de solidaridad entre los interlocutores. Con la anáfora (se repite cinco veces el complemento temporal «diez años») se destaca la dedicación y los sustos que se ha llevado, cómo ha crecido con los años y su amor por la profesión. El uso de la 1ª persona del singular ensalza su imagen, otorga a la narración un carácter más íntimo y valoriza la experiencia personal como médico que ha mejorado a lo largo de los años gracias a la colaboración de los padres:

> 103) Hoy ha venido Aaron a su revisión de salud: 10 años.
> 10 años desde que te vi nacer.
> 10 años desde que entré en la habitación de hospital, me senté a pie de cama de tu mamá, María, y le dije:
>
> - El bebé está fenomenal, ¿y tú? ¿Cómo estás? 😊
> 10 años desde que con apenas dos meses te escuché toser mientras te cogía en brazos y con las mismas te ingresé. Diagnóstico: tosferina.
> Primer susto.
> Diez años desde que tus papás confiaron en mí para cuidar de ti, Aaron.
> Y en estos diez años te he visto crecer, he visto crecer a tus padres como pareja, les he visto reír, reír a carcajadas y les he visto llorar también…
> También ellos me han visto crecer a mí.
> Qué bonita profesión tengo.
> […]
> Diez años en los que he intentado calmar, aliviar, acompañar y en los que también he aprendido de vosotros, una no deja nunca de aprender…
> […]
> Mamá y yo nos hemos despedido con un abrazo, de nuevo, de los que reconfortan, de los que te susurran al oído que no estás sola, que tienes una familia adorable y de los que te recuerdan que ERES UNA MADRE MARAVILLOSA 👑
> Gracias María y Toni. Gracias siempre (Lucía)

Asimismo, en (104-105) otro pediatra declara su pasión por la profesión. El uso de un cuantificador con valor intensificador («millones de veces») y el empleo de la expresión «pasión de mi vida» subraya el amor por la pediatría; la equivalencia entre dibujar y trabajar destaca que su trabajo implica también jugar con los niños para que se rían y no se asusten; además, subraya la identificación con los pacientes y con sus sentimientos. El empleo del *emoji* del beso refuerza este aspecto emotivo de la profesión médica:

> 104) Dibujar > Trabajar. Volvería a elegir este trabajo millones de veces (PedGentile)
> 105) Si la familia es el amor de mi vida seguramente, la pediatría es la pasión de mi vida. Puede porque los pediatras somos eternos niños, médicos con el síndrome de Peter Pan. Tener aquella libertad de ponerse una pegatina en la frente, simplemente para sacar una risa a tu pequeño paciente asustado. Espero poder

transmitir la misma pasión a todos los residentes que rotan y rotarán conmigo 💋 (PedGentile)

En (106) se sigue haciendo hincapié en el léxico de las emociones (*ilusión, corazón, esfuerzo*) para perfilar a la pediatra como persona que se esfuerza por crear productos que puedan servir a los padres, mostrando interés por ellos y por el bienestar de los pequeños pacientes. Además, la expresión de buenos deseos es un acto cortés valorizador al referirse al futuro bienestar del interlocutor y es una estrategia que refuerza la imagen afiliativa de los interlocutores. También la construcción de cópula elidida «seguro que» ensalza su imagen positiva, ya que como modalizador epistémico expresa el nivel del compromiso que el emisor asume respecto a la factualidad de lo dicho y destaca la evidencia del contenido proposicional expresado:

106) He puesto toda la ilusión, corazón y esfuerzo en este libro, que seguro os servirá de mucha ayuda tanto si tienes un bebé como si tu peque es algo más mayor. Espero que os guste tanto como a mí... (Pedlaura)

En otros casos para resaltar la voz afiliativa el pediatra se centra en el niño para que este se sienta cómodo y relajado durante la consulta. En (107), la foto que acompaña al *post* retrata al pequeño paciente niño convertido en pequeño pediatra que cura al muñeco Spiderman, que está tumbado en la camilla. El empleo del *nosotros* inclusivo, que abarca al médico y al paciente, sirve para recalcar la colaboración entre sí con el objetivo de salvar a Spiderman; el médico deja de ser profesional para identificarse con las necesidades del niño y jugar con él:

107) Hoy fue un día difícil. Mi compañero el Dr. Ian [el niño] y yo hemos tenido que operar a Sr. Spiderman. Sufrió un grave accidente y tuvimos que resucitarlo varios minutos. Pero al final todo salió bien y el Sr. Spiderman pudo salir caminando de la consulta y seguir salvando la ciudad de los malos (PedGentile)

Dospedencasa publican en un *reel* «un truquito de magia que me gusta hacer a los peques en la consulta». Se ve el palito que cambia de cara (feliz/triste), en el texto de la *caption* se recurre a un léxico con connotación positiva («amigable», «sorprender», «buen») para describir el reto de los pediatras. El tono es familiar e irónico, reforzado también por los *emojis* que sueltan lágrimas de alegría (😂):

108) Conseguir que el entorno de la consulta sea amigable para los niños pequeños es un auténtico reto para los pediatras. Sorprenderles y que se lleven un palito sonriente que antes estaba triste, como ellos al entrar en la consulta, puede ser un buen recurso. Lo malo es que los más avispados al llegar a casa descubrirán el truco y quizás se decepcionen 😂 😂 😂 (Dospedencasa)

PedLaura (109) y *Lucía* (110) destacan que hay que tratar a los niños de forma respetuosa dejando que haya alguien a su lado; en (109) se emplea la pregunta retórica para buscar el acuerdo en público y en (110) la pediatra habla en la 1ª persona (*yo perso-profesional*) para contar su experiencia profesional durante la pandemia. También se utiliza el *nosotros* colectivo para referirse a los profesionales de su clínica y un léxico valorativo («ninguna cita forzada», «consultas relajadas y tranquilas») para demostrar el interés y la atención por los pacientes:

> 109) Dejar solo a los niños y niñas en las analíticas. Es un momento en el que tienen mucho miedo. ¿Por qué no hacerlo de manera respetuosa con su figura de apego al lado? [...] (PedLaura)
> 110) Estábamos en pandemia, nunca entendí que en algún sitio no dejaran entrar a hermanitos o a las parejas de las mamás. Nosotros permitimos que pasaran tanto parejas como hermanos. Extremamos muchísimo las medidas, ninguna cita forzada, nada de esperas, consultas relajadas y tranquilas [...] (Lucía)

Otras veces, el foco se centra en el lugar de la consulta, que tiene que ser un ambiente cálido y agradable donde los pequeños se sientan cómodos y seguros, donde puedan relajarse y olvidar el miedo de estar en una consulta. Es sobre todo en las *stories* donde se enseñan los decorados y los juguetes que pueden encontrar en la sala de espera y en la consulta misma; por ejemplo, se publica una foto con un revistero lleno de publicaciones para niños y en el texto se lee «llegando nuevas cositas ☺»; otra pediatra comparte una foto con una niña que está jugando con una cocinita y el texto siguiente: «Esta tarde he aprovechado para traer cosas a la consulta. Así los peques se pueden entretener mientras hablo con sus papás». Son detalles que demuestran la atención por los pequeños pacientes y de tal manera se reafirma la imagen del pediatra que basa su labor en valores como la calma, la cercanía y la empatía y, al mismo tiempo, se refuerza la relación solidaria con los padres y con los niños, que se sentirán más arropados. Puede ocurrir también que el médico destaque que los niños no quieren irse de la consulta porque «parece un parque de atracciones» (*PedGentile*).

En (111) se crea una dicotomía entre padres (*vosotros*) y médicos (*nosotros*), no tanto para crear una jerarquía, sino más bien para resaltar algunos valores como la escucha, la cercanía, la atención por parte de los pediatras hacia los niños y los padres. La repetición de *vuestros/as* hace hincapié en el interlocutor como foco de atención del médico. El acto compromisorio («seguiremos intentando ofrecer») obliga al hablante a realizar una determinada acción y representa un riesgo para su imagen o prestigio en caso contrario:

> 111) Muchos ratos escuchando vuestras consultas y vuestras preocupaciones. Muchas horas hablando con vosotros y atendiendo a vuestros hijos. Seguiremos

> intentando ofrecer una Pediatría de cercanía, una atención que se centre en escuchar y aconsejar a las familias (Estapé)

Otra forma para manifestar la voz empática es identificarse con los padres sin tener en cuenta la distancia social. El médico anticipa las preguntas y refiere las preguntas que le suelen hacer los padres y a partir de ello contesta y explica el problema de salud en el *post*. En este caso, el pediatra utiliza en las preguntas una 1ª persona del singular ficticia, es decir, con una imitación de la voz de los padres; de hecho, en los vídeos hay una verdadera dramatización del diálogo médico-padres, el médico cambia incluso el tono de voz para imitar a los padres, añadiéndoles también un matiz de preocupación o desesperación (voz más alta, temblorosa, etc.). En (112), los enunciados interrogativos reflejan la actitud afiliativa y son una estrategia «que sirve de acicate para el desarrollo de la explicación o información posteriores» (Hernández Toribio 2021), que el pediatra ofrece en el *post* o en el blog, vídeo o infografía que acompañan a la entrada. Se acercan a las preguntas didácticas (Escandell Vidal 1988) y tienen la función de involucrar al lector en el discurso. Sin embargo, luego, retoma la 1ª persona del singular profesional «os traigo este post» para educar a los padres sobre los vómitos o las diarreas:

112) 🔬GASTROENTERITIS: VÓMITOS Y DIARREAS
¿Es normal que vomite? ¿Esto es diarrea? ¿Qué puedo hacer en casa? ¿Le doy probióticos? ¡Hoy os traigo este post sobre #gastroenteritis y QUÉ SÍ y QUÉ NO hacer con los #vomitos y #diarreas en los peques (MarLópez)

Otro recurso afiliativo son las preguntas definidas actos «queclarativos», es decir, «actos de habla directivos interrogativos usados como asertivos» (Moreno Cabrera 1994: 364). En (113) el médico mezcla la voz educadora con la voz afiliativa, ya que enfoca la atención del público sobre una información y solicita una reacción del público, puesto que con esta pregunta puede desencadenar los comentarios mediante la respuesta:

113) ¿Sabes que [las palomitas] son un alimento de riesgo de atragantamiento? [= Las *palomitas* son un alimento de riesgo de atragantamiento] (Mipedencasa)

La afiliación se manifiesta también a través del registro coloquial y de las metáforas, que derriban la barrera entre el experto y los padres, imprimen un tono amistoso y familiar al texto y pueden indicar cierta identificación del médico con las dificultades de los progenitores (114-115). En (114), los marcadores que indican insistencia y animan a hacer algo, como «y dale pedales», «pues vamos con ello», «venga, seguimos», así como las interjecciones onomatopéicas «jejejeje» y la acumulación de signos de exclamación, típica de la comunicación eufórica digital, sirven para alcanzar a un mayor número de seguidores, atrapados por un lenguaje sencillo. En (115) se refuerza el enunciado con el sintagma valorativo epistémico «la verdad es» y el *emoji* de la cara que sonríe con la gota de sudor, que indica la solidaridad respecto a todos los esfuerzos de los padres:

> 114) Y dale pedales… 😂 😂 ¿me das algo para los mocos? ¿y para evitar resfriados? ¿Y para las defensas? Es que esto NO es normal
> ¿os suena?
> Pues vamos con ello aunque los que habéis hecho el curso de "Fiebre, Mocos y toses qué hacer y qué NO hacer" os lo sabéis de memoria
> Jejejeje (para los recién llegados tenéis enlace en el link de la bio y en www.luci amipediatra/cursos/)
> Venga, seguimos!!! (Lucía)
>
> 115) La verdad es que aplicar el colirio puede llegar a ser una odisea 😅 (Estapé)

El médico expresa sentimientos y busca la adhesión del púbico, es decir, quiere involucrar al interlocutor en las actividades que promociona y que lo ven como protagonista. Con este propósito, se rastrean sobre todo las denominadas «declarativas exclamativas», es decir, oraciones que no tienen marcas gramaticales que las identifiquen como tales (Sánchez López 2020: 164). Se trata de oraciones que destacan algún tipo de información y que poseen una carga emocional para implicar al lector. En su mayor parte consisten en invitaciones que están dirigidas al oyente y que tienen una repercusión en la imagen afiliativa de los interlocutores, ya que el médico se muestra como persona amable que manifiesta interés y afecto hacia el receptor. El pediatra se compromete con la intención de beneficiar a los padres. Este tipo de llamada de atención es típico también de los anuncios comerciales:

> 116) ¡últimos días para conseguir tu pedichuleta imantada con las dosis de antitérmico por peso y con las pautas anti-atragantamiento! (Estapé)
> 117) ¡Me haría mucha ilusión verte el sábado! ¿Te vienes? 😊 ❤️❤️ ❤️ (Estapé)
> 118) ¡¡ATENCION!! Quedan menos del 10% de las plazas disponibles para el Taller gratuito sobre rabietas de este jueves (Estapé)
> 119) ¡¡ULTIMAS PLAZAS!! (Lucía)

Cabe recordar que se puede omitir el signo de exclamación al comienzo o reduplicarlo con función intensificadora, rasgo típico de la comunicación electrónica:

> 120) Os dejo el índice de los principales temas para que veáis lo completo que es! (Doctoradi)
> 121) Dale a tu bebé todos los abrazos que necesite y que nadie te haga sentir mal por ello! ❤️❤️❤️ (Estapé)

A lo largo de los *posts*, se suceden exclamativas para felicitar o animar como manifestación de empatía. Se trata de una actividad cortés valorizadora, ya que muestra consideración hacia el otro. Se encuentran casi siempre al final de un *post* para expresar buenos deseos: «¡Que tengas un feliz domingo!», «¡Feliz día de la lactancia!», «Mucho ánimo!!», «Mucho ánimo a todos ❤», «Felices Fiestas!!!». Algunas suelen convertirse en muletillas que se repiten en el cierre de los *posts*: «Espero que os guste!», «Ojalá os guste!», «Esperamos que os guste!! 😊 😊», «Que lo disfrutéis!» (dospedencasa).

El profesional anuncia sus conferencias y sus cursos como un evento imperdible: exalta por una parte su autoimagen de buen divulgador, destaca su rol de médico con su voz educadora, que acompaña al público en un viaje de aprendizaje, pero, por otra parte, crea afiliación a través de la 1ª persona del plural con valor inclusivo y del léxico del ámbito semántico de las emociones («emoción», «risas», «lágrimas», «ahí abajo», «alma») para identificarse con las madres. En (122) se localiza también un acto de habla comisivo («prometo») y la 1ª persona del singular («os llevo», «no me vale», «espero»), con los cuales el pediatra se compromete con su público y expresa sentimientos empáticos. Es también importante el uso de los *emojis*, como los altavoces, típicos de la comunicación comercial y de los mensajes de difusión en las redes (Vela Delfa y Cantamutto 2021: 49):

122) 🔊🔊🔊 ZARAGOZA este sábado día 20, allá voy! ÚLTIMAS ENTRADAS
Nueva conferencia en tierras mañas: "Emociones, las suyas y las nuestras."
Prometo aprendizaje, emoción, risas y sí, lágrimas también 👩‍⚕️ Ya me conocéis, si no os llevo hasta ahí abajo, no me vale.
Porque nadie dijo que esto fuera fácil, porque da igual la edad que tengan nuestros hijos, cada etapa es nueva, es diferente.
Desde la experiencia de mi profesión y la sensibilidad de mi maternidad haremos un viaje del que extraeremos infinidad y espero, inolvidables aprendizajes (Lucía)

Hay también preguntas que son un ofrecimiento o una invitación y esconden una función directiva atenuada (124). El médico insta a las madres a realizar una acción (por ejemplo, comprar un libro, apuntarse a unos cursos) que puede ser de gran utilidad para ellas, reforzando la intención participativa. Los ofrecimientos y las invitaciones implican un beneficio para el interlocutor y suponen, también, un compromiso para el hablante, pues este se obliga a poner los medios para que el ofrecimiento o la invitación se lleven a cabo. El hablante, por lo tanto, se involucra en la acción propuesta, lo que influye en la forma de estos enunciados interrogativos (Del Barrio de la Rosa 2015: 1032):

123) Quieres encontrar otra manera de acompañar a tu peque, desde el respeto y el amor? Te invito a mi próximo taller gratuito (Estapé)

Del mismo modo se puede recurrir a una condicional con *si*, para realizar un ofrecimiento de forma atenuada. El verbo *querer* en la 2ª persona del singular sirve para incluir al interlocutor y respetar su independencia. La prótasis contiene la circunstancia en la que resulta pertinente lo que se expresa en la cláusula principal. Estas estructuras, que la NGLE (2009: 3554) llama «condicionales de pertinencia», sirven para justificar un acto de habla indirecto y ayudan al interlocutor a procesar, mediante una inferencia, la concesión de un permiso, el ofrecimiento de un consejo, etc. (Garofalo 2015: 1204). También en este caso la imagen positiva del médico se ve potenciada, ya que realiza algo positivo para otro que se verá beneficiado a su vez, manifiesta su deseo de interacción social y se pone a disposición del interlocutor para explicarle algo y todo quedará al alcance del interlocutor (124-125):

> 124) Si quieres saber cómo introducirlos en la dieta del bebé y cómo identificar una reacción alérgica, tengo un vídeo en mi canal YouTube donde te lo explico todo! (Doctoradi)
>
> 125) Si quieres ir preparándote para cuando llegue, resérvate el lunes 3 de octubre, a las 15h. Y si no puedes venir, no te preocupes, porque lo dejaré todo grabado para que puedas verlo más tarde (Doctoradi)

Aparecen también enunciados declarativos explícitos, aunque no son muy frecuentes (al ser más habitual con personas conocidas y cercanas). En (126) la 1ª persona del verbo *invitar* con valor performativo se puede interpretar como acto intensificador que acentúa la faceta de la invitación como acto beneficioso, favorece la cortesía positiva y deja menos libertad de acción al interlocutor:

> 126) Te invito a mi próximo taller gratuito: "Cómo afrontar las rabietas?" que impartiré el próximo 24 de noviembre a las 21.30 (Estapé)

Además, el hecho de ofrecer descuentos, proponer ofertas o sorteos, vender libros firmados y acompañarlos con pequeños regalos es una manera de acercarse al interlocutor con una clara estrategia comercial (el deíctico «aquí» es un hipervínculo que remite a una página en la que adquirir el producto). Cabe destacar que el imperativo, que es un acto descortés al limitar el poder de acción de una persona («no desaprovechéis»), en este contexto no se considera como tal, sino más bien como un acto de cortesía, puesto que se muestra como profesional que ofrece sabiduría a sus lectores. El estilo es similar al de los folletos (sintaxis simple):

> 127) No desaprovechéis esta oportunidad:
> -Libro #LaVidaVadeEsto y el curso online, de acceso inmediato e ilimitado de adolescencia junto a mi querida Patri-Psicóloga con un 20% de descuento.
> -¿dónde?: aquí
> Envío del libro en 24h, con marcapáginas exclusivo firmado por Lucía ☺ (Lucía)

La hipérbole «esto y mucho más» (128) sirve para valorizar el libro, y además se dirige directamente a los lectores, empoderándolos («ya sabéis»). Se incluye también un *emoji* con valor indicial para indicar el enlace en el que comprar el libro:

> 128) Ya sabéis que esto y mucho más lo tenéis en el Gran Libro de Lucía mi pediatra
> ☞ (Lucía)

Otra manera para crear afiliación es admitir los errores. Sabemos que reconocer un error es una forma para realzar la imagen positiva como persona honesta:

> 129) Ayer os dije que eran 99 y son 90 [cursos] perdonadme 🙊 (MarLópez)

Como ya vimos en el capítulo 3, es importante estar presentes en las redes de forma continuada para no perder la atención por parte de los seguidores y disminuir el alcance de las publicaciones. De hecho, los pediatras destacan los esfuerzos dedicados y la pasión que tienen por publicar en las redes y la atención hacia lo que piensan los padres con fines afiliativos. En (130), el pediatra habla en la 1ª persona y se dirige al público en la 2ª persona del plural y se utiliza el adverbio «especialmente» con valor modalizador:

> 130) Tengo ganas de ponerme a trabajar en nuevos vídeos para el canal. Me interesa especialmente saber qué os interesaría a l@s que tengáis hij@s que ya no sean bebés (Doctoradi)

Es por ello que, para realzar su imagen como médico atento, el pediatra se justifica con la oración causal introducida por *porque*, cuando lleva unos días sin contestar o sin publicar ningún contenido (131). El médico se muestra en su faceta más íntima y humana con fines afiliativos, es decir, el médico no es un ser todopoderoso, sino una persona como uno cualquiera que de vez en cuando tiene que bajar el ritmo; en (132), para compensar la ausencia futura adelanta que habrá contenidos, de esta manera se ensalza su imagen de autonomía de médico trabajador y tenaz a través de la perífrasis *quedarse* + gerundio, que focaliza la continuación de una acción, y del complemento temporal «hasta ahora», que indica el límite final de acción en el tiempo; asimismo, destaca la actividad afiliativa (médico que no deja solos a los seguidores):

> 131) He estado desconectado en redes, porque a veces hay que priorizar. Demasiada carga asistencial, preocupaciones personales y familia a veces disgregan nuestros esfuerzos diarios (Mipedencasa)
> 132) Me he quedado hasta ahora trabajando en algo sorpresa que pronto os podré contar. He grabado vídeos para que la semana que viene que estamos de viaje podáis tener contenido (Doctoradi)

El médico demuestra su faceta más solidaria a través de los agradecimientos a las personas de su entorno, los compañeros de trabajo o las familias. Los agradecimientos son otra estrategia de afiliación que produce cortesía valorizadora. Se elogia a las familias por el cariño, a los colaboradores porque otorgan información y tranquilidad a los padres, y a los niños, los beneficiarios de la atención y de los cuidados del pediatra. Además, se crea una imagen grupal de familia entre los miembros del equipo del pediatra, de la que hablamos también en § 3.6. En (133) la palabra «gracias» aparece en mayúscula para destacarla y darle más fuerza. Los pediatras consideran fundamental la importancia del público, así como la de los compañeros de trabajo (134), y esto repercute positivamente en su imagen como personas humanas y agradecidas. También en este caso nos encontramos ante un ejemplo de actividad cortés valorizadora, ya que se muestra afecto y aprecio hacia otras personas, lo que comporta consecuentemente la consolidación de los vínculos afectivos entre pares (es decir, entre colegas) o entre médico y padres. El agradecimiento como acto de habla expresivo suele ser un acto reactivo (133) o iniciativo (134); asimismo, puede servir para corroborar la autoimagen del pediatra y de su equipo (empleo del *nosotros* inclusivo para indicar al gremio al que el pediatra pertenece), que se comprometen y esfuerzan para ofrecer información de calidad y tranquilidad a las familias. Las figuras retóricas de enumeración por asíndeton o polisíndeton, así como el empleo de ordenadores textuales, enfatizan las acciones de los pediatras o de las familias. Se observa también la repetición de mecanismos intensificadores como cuantificadores («tantas y tantas» 133) o morfológicos («súper») y la acumulación de signos exclamativos (135):

133) [...] el motivo principal de este post es de agradecimiento: en primer lugar a las familias que tantas y tantas muestras de cariño me ofrecen a diario; en segundo lugar, a los profesionales que sacamos de donde no hay para poder ofrecer información y tranquilidad a las familias en medio de la jungla virtual en la que vivimos y, por último pero no menos importantes, a todos los que se han incorporado a nuestra gran familia de @mipediatraencasa donde formamos una pequeña gran familia que buscamos día a día el bienestar de los más pequeños (Mipedencasa)

134) Me enviáis muchas GRACIAS cada día pero yo os contesto también que GRACIAS por vuestro apoyo y confianza, estoy aquí por vosotros y también gracias a vosotros he tenido la oportunidad de conocer un mundo que me encanta… disfruto respondiéndoos, divulgando, compartiendo, buscando información y pensando en cómo contarla… también gracias porque han surgido oportunidades muy bonitas (una de ellas os la contaré en enero y era un sueño no cumplido para mí, que se ha hecho realidad) (MarLópez)

135) [foto de la pediatra con sus compañeras en la cena de Navidad] !!super equipo!! ♡♡Es un placer trabajar con mujeres que comparten mi pasión 💎 Gracias (Lucía)

El médico cuenta también anécdotas divertidas, en las que realza su autoimagen de persona famosa e influyente:

136) Y ahora estoy en la cama.. agotada [...] (por cierto la chica que me subió el room service: ay ay ay si eres, si eres... jajajajaj,, sí Soy, soy le dije) (Lucía)

En el siguiente ejemplo, el médico destaca su identificación con los sentimientos de los padres, a través de la 1ª persona del singular («lo sé»):

137) A menudo me preguntáis si es normal que el bebé solo quiera estar en brazos... es agotador... lo sé.
[....]
🖤🖤 (Nerea)

La voz empática puede agregarse a la voz educadora, por ejemplo, usando un *nosotros* inclusivo (138) o con humor (piden que no se manden fotos con las cacas) después de una explicación clara y detallada (139):

138) El ronquido es un síntoma que ponen de manifiesto que mientras nuestros hijos duermen existe obstrucción al paso del aire en la faringe (Dospedencasa)

139) Una de las consultas que más nos hacéis por redes sociales es sobre el color de las deposiciones de vuestros hijos.
🟢●○: las deposiciones de todos los tipos de verde, marrón y amarillo son como el completamente normales.
🟢: las deposiciones de color rojo son patológicas y habitualmente se asocian a un sangrado digestivo en la parte final del intestino (por ejemplo por una gastroenteritis, una fisura una alergia a proteínas de leche de vaca).
●: las de color negro (negro como el petróleo) se asocian a sangrados digestivos en la parte alta de intestino y también son un motivo de consulta con el pediatra.
○: las deposiciones blancas, pero blancas como la nieve, no las marrones clarito tirando a blanco, se pueden asociar a problemas de hígado.
Y por favor!! No nos mandéis fotos con las deposiciones de vuestros hijos, que ya tenemos suficiente con las que vemos en consulta y con las de nuestros hijos 📷✖💩 (Dospedencasa)

La pediatra puede mostrarse realmente como persona narcisista con las actividades de autoimagen. Lucía comparte en una *story* algunas anécdotas en las que la gente la reconoce. Aprovecha la ronda «soy muy fan de...» para referirse a esas personas que la reconocen. Con «está ahí y sí, soy yo», la pediatra reafirma su persona como famosa y enaltece su rol de médico; sin embargo, se rastrean también rasgos afiliativos como las risas o la expresión («no muerdo»):

> 140) Muy fan de las que me miran, me reconocen, pegan un saltito y avisa a su pareja:
> - LMP está ahí!!!
> [...] mientras yo levanto la vista para sonreír y saludar incluso cariñosamente, pero ella de pronto gira bruscamente la mirada y solo le falta empezar a silbar jajajajaja que no muerdo. Sí, soy yo (Lucía)

5.1.6. Voz empática en las *stories*

Ya hemos comentado que el médico intenta involucrar al interlocutor. En las *stories* es donde el pediatra tiene la posibilidad de hacerlo de una manera interactiva, es decir, buscando un mayor *engagement* de los seguidores.

Por ejemplo, en (141) se emplean preguntas acompañadas por formas apelativas directas («ahora tú»; «comprueba»):

141)

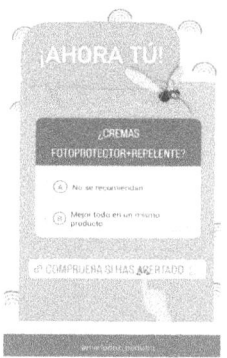

MarLópez

Asimismo, en lugar de formular una pregunta se puede incluir otro artefacto propio de las redes sociales que consigue controlar el número de usuarios que participan activamente y comprender el grado de interés del lector. Se trata de la herramienta a través de la cual el usuario puede expresar su nivel de interés o el nivel de un determinado tipo de emoción ante la información que el médico publica:

141)

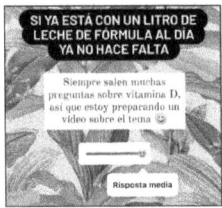

Doctoradi

El pediatra recibe también mensajes de desahogo que buscan un apoyo emocional del médico y de la *community*. Aquí, la voz afiliativa se manifiesta no solo verbalmente a través de la expresión de buenos deseos, del *nosotros* colectivo (142), del marcador «venga» (143), para animar de forma intensificada con la acumulación de signos exclamativos, sino también iconográficamente, a través del *gif* de las manos (142) que se unen para indicar colaboración y apoyo entre todas las demás madres o de los corazones y del *emoji* del brazo flexionado como símbolo de fuerza (143):

142)   143)

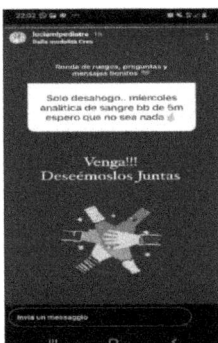 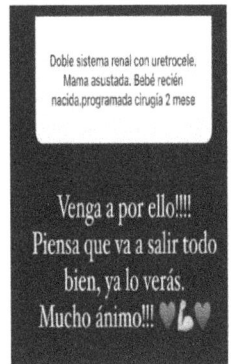

Lucía   Lucía

También enseñan regalos que reciben de los pacientes como en (144). Es una manera para mostrarse agradecidas y valorizar al interlocutor. *Lucía* enseña en la foto de fondo de la historia las pulseras y una pegatina mientras está cenando, con lo que va mezclando detalles de la vida privada y de la vida profesional:

144)

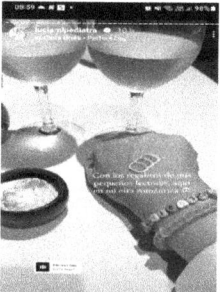

Lucía

El agradecimiento es uno de los actos de habla más recurrentes en las historias. En las *stories* el aparato iconográfico puede llegar incluso a sustituir a la palabra. En (145) *MarLópez* emplea su avatar con las manos que forman un corazón como respuesta a un mensaje en el que una seguidora elogiaba la labor de la médica y los consejos como pediatra y como madre, lo que atestigua que los seguidores reconocen los dos roles:

145)

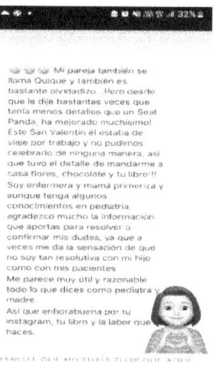

MarLópez

Sin embargo, en las *stories* el pediatra no solo se dirige al público, sino también a otros colegas, expertos en alguna patología o disciplina pediátrica, a través de la mención (@) para que intervengan en el diálogo con el público. Es una forma para manifestar aprecio hacia estas personas («nuestra Trauma infantil de referencia» 146a) y valorizar su imagen positiva. Normalmente aparece una tercera historia en la que la profesional agradece la respuesta de la colega. De hecho, como afirma Yus Ramos (2023: 474), «interactions are now more frequently multiparty and form different layers or polylogues, either text-based or with the aid of visual and multimodal content», es decir, la *story* se convierte en un polílogo y en un espacio polifónico en el que se unen la voz educadora y afiliativa de ambas interlocutoras (146b y 146c). También en este caso se puede recurrir a los *emojis* que expresan sentimientos positivos 😊🫂:

146a)   146b)   146c)

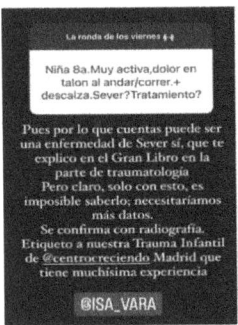 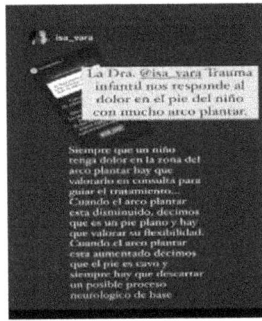 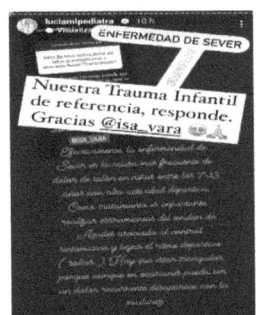

Lucía

La mención sirve no solo para mejorar la reputación *online* de los colegas, sino también *offline*. En (147), *Lucía* aconseja directamente a un pediatra añadiendo muestras de afecto recíproco (los besos, los signos de exclamación con los corazones, el empleo del adjetivo *maravilloso/a*, el saludo y el abrazo como *stickers*); en (148) se hace hincapié en los valores y se utilizan cuantificadores con valor intensificador como mecanismos de persuasión, además de la mención:

147)   148)

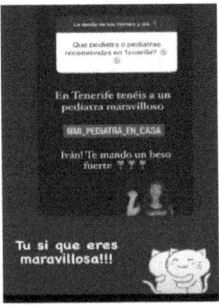 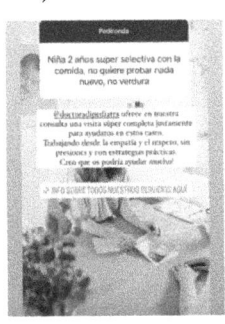

Mipedencasa   Estapé

El rol de médico-pediatra   135

La pediatra puede incluso autopromocionarse *offline* («me podéis encontrar en Granollers»), como actividad de autoimagen:

149)

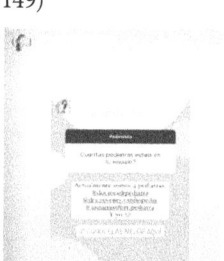

Doctoradi

La mención sirve también para valorizar algunas marcas u otras empresas. La pediatra muestra su aprecio hacia ellas y se convierte en promotora de las mismas. De hecho, sabemos que los seguidores desean parecerse a los creadores y seguir sus pasos, por lo que quieren consumir los mismos productos (Pérez-Conde 2016). Normalmente se trata de juguetes, ropa, accesorios, libros para niños…, que el médico utiliza para sus hijos o para la clínica en la que trabaja. En (150) *PedLaura* indica dónde ha comprado los juguetes y los libros de la sala de espera de su clínica. De este modo, no solo está valorizando la marca, sino también la propia imagen positiva al enseñar un lugar acogedor para los niños:

150)

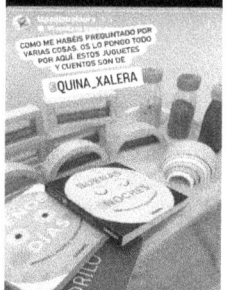

Lucía

Sin embargo, algunas veces destacan que si mencionan una marca no es para fines comerciales, protegiendo así su imagen y evitando convertirse en *influencer* con todas sus acepciones negativas:

151)

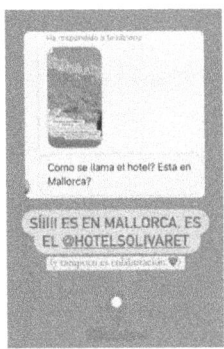

MarLópez

Asimismo, el pediatra finge estar completamente a disposición de los interlocutores, con las rondas de preguntas que, en muchos casos, se titulan «pregunta lo que quieras», con las que el médico se expone completamente al riesgo de que su libertad sea amenazada, aunque sabemos que el galeno puede elegir las preguntas a las que contestar.

Por último, cabe destacar que en las respuestas que se dan a las preguntas de las rondas se mezcla la voz empática con la voz educadora. En (152) la pediatra aconseja el uso de una crema durante un mes (voz educadora), y al mismo tiempo anima a la madre e intenta tranquilizarla con el uso del imperativo negativo de verbos que expresan apoyo («no sufras», «no te agobies») y con expresiones esperanzadoras («hay tiempo», «tranquila, una cosa detrás de otra»), además de los *emojis* de afecto (corazón) y fuerza/ánimo (brazo fuerte flexionado), y de la frase de despedida con valor afectivo («un abrazo fuerte»):

152)

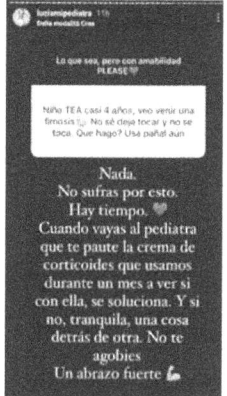

Lucía

A veces, se consigue generar sensación de conexión social a través de una autodenigración, evidentemente irónica, para reírse 'con el público' apoyándose en la risa transcrita mediante la onomatopeya (153). En las *stories* encontramos algunos fragmentos de la aparición de *Lucía* en un programa televisivo de hace años, en que se autocritica por ser muy repetitiva («Qué pesada que soy», «dando la murga», 153), y en la historia (154) siguiente reafirma el concepto con «parezco un disco rallado», con el objetivo de ser valorada positivamente por los miembros de la *community*:

153) Jajajaja
 Hace seis años ya dando la murga con la fiebre
 😄😄😄😄😄
 Qué pesada que soy! (Lucía)

154) Y las caries, y el azúcar
 Si es que parezco un disco rallado
 Jajajajaja (Lucía)

Otra forma para involucrar al público de forma empática y fidelizarlo es crear expectativas, estrategia muy empleada en discurso promocional. El pediatra publica la cara de un niño con cara sorprendida, un *sticker* para expresar sorpresa (SURPRISE) y el mensaje de alerta para el público, para que siga pendiente del perfil:

155) Atentos a la cuenta en 5… 4… 3… 2… días (Mipedencasa)

5.2. El rol de progenitor/persona

5.2.1 ¿Voz empática o voz pseudoeducadora en los *posts*?

Sabemos que las redes sociales sirven para darse a conocer y es aconsejable mostrar también la faceta más personal e íntima (cfr. cap. 1). De hecho, en los *posts* los pediatras enseñan numerosos momentos de su vida cotidiana y de sus experiencias como progenitores, aunque, como veremos en § 5.2.2, es sobre todo en las *stories* donde aparecen los mensajes de este tipo. Estos contenidos sirven para acercarse a los padres dando la imagen de un médico cercano, capaz de identificarse con las verdaderas preocupaciones de aquellos. La interconexión, el «in-group bonding» (Yus Ramos 2023), constituye un vínculo personal con las madres para establecer fuertes relaciones interpersonales y refuerza el sentido de pertenencia. De hecho, en los numerosos mensajes que los profesionales reciben aparecen a menudo expresiones como «nos sentimos identificadas», «nos sentimos abrazadas y comprendidas», «es todo tan real lo que cuentas», que atestiguan el deseo de sociabilidad.

El médico no solo quiere difundir información (voz educadora/médica) o aparecer como profesional cercano (voz empática), sino también solidarizarse como persona o como madre/padre con el interlocutor. Sin embargo, creemos que también como persona quiere dispensar consejos y "educar" a las demás mamás en una nueva visión de la maternidad, que se basa en el olvido del sentido de culpabilidad y en un empoderamiento de la autoestima de las madres, que tienen que luchar con los juicios de los demás. Detrás de todo esto se encubre casi siempre un fin comercial, relacionado con la venta de algún producto (libro, curso, *gadget*) o el deseo de obtener más 'me gusta'.

Desde el punto de vista lingüístico, en general domina la narración, abunda el léxico que abarca la esfera de los sentimientos y de las emociones, las formas inclusivas y fáticas, y las recomendaciones.

Las pediatras, por ejemplo, enseñan las fotos más íntimas de la maternidad, la primera foto en el hospital, cuando están dando el pecho, con sus dificultades e inseguridades, como todas las madres, a pesar de ser expertas. En (156) *MarLópez* con una foto sacada en la cama del hospital con su niña recién nacida apoyada en el pecho, brotan todas las emociones de una madre primeriza que se supone que las demás madres comparten también. La enumeración, la repetición, los diminutivos y la contraposición de las fases de la vida de los niños transmiten todos los sentimientos, las preocupaciones y los descubrimientos que una madre va haciendo cada día, enfatizan los estados de ánimo y los cambios de rutina que puede reservar la vida con un niño. La pediatra, además, habla en la 1ª persona del singular (*yo personal*, Mapelli y Piccioni 2019), para enfatizar su experiencia personal y reforzar los lazos afiliativos:

156) Esta es la primera foto que tengo con mi hija
Recuerdo la alegría, el amor y el subidón, recuerdo que estaba "demasiado feliz", tan feliz que no puedes relajarte…
La cantidad de cosas que tenían que venir, buenas y malas y que yo no sabía…
La pérdida de peso
Y que durmiera, durmiera y durmiera
[…] Empezar a comer,
La ilusión y el cambio de rutinas,
Bañitos y bañitos
Que comiera mucho, que comiera poco,
Que no comiera nada,
Empezar a tomar hierro
Las rabietas,
Los enfados grandes y pequeños,
Los días buenos y no tan buenos
El no quiero pañal,
Cambios y cambios de pantalones (MarLópez)

En (157) es el pediatra padre quien cuenta cómo ha cambiado su vida en el último año, enfatizando el cambio a través de la anáfora «hoy hace un año». Es decir, se intenta forjar la imagen de un padre presente que colabora activamente con la mujer y se muestra muy presente en la vida de su hijo, de modo que la maternidad se manifieste de la misma forma:

157) HOY HACE UN AÑO
- Hoy hace un año que me perdí la Eurocopa de Footgolf por motivos extradeportivos
- Hoy hace un año que dejé de dormir plácidamente por las noches
- Hoy hace justo un año que no puedo quedarme tomando cervezas tras los partidos con los amigos
- Hoy hace un año que se acabaron los almuerzos pre-partido del Tenerife […]

Por todo ello, hace justo un año que he descubierto lo que es SER REALMENTE FELIZ
Te amo con toda el alma Noa
FELIZ PRIMER CUMPLE (Mipedencasa)

En (158), la pediatra manifiesta su agotamiento por los cuatro años de lactancia. Prevalece el rol de madre que quiere contar su estado anímico, un desahogo entre mamás (véanse el léxico de los sentimientos y estados anímicos), que termina con un llamamiento de atención al público («recordad») y una pregunta final, como aparece casi siempre en los *posts*, para aparentar que se trata de un diálogo:

158) Puedo decir que he conocido distintas facetas de la lactancia materna. Desde la dificultad de los primeros días, la lactancia mixta con relatador, las pezoneras, el sacaleches, la lactancia prolongada, la lactancia durante el embarazo, la lactancia en tándem, el destete nocturno y el definitivo y la agitación por amamantamiento, que también ha estado presente.
He enlazado dos lactancias y eso significa que llevo más de 4 años siendo madre lactante, *con sus luces y sus sombras*. No tengo previsto un destete aún, pero sí que siento que empiezo a *estar un poco agotada*... Porque la lactancia, *recordad que es cosa de dos, también de la madre. ¿Alguna vez os habéis sentido agotadas o abatidas con la lactancia?* (Estapé)

En (159) la involucración del interlocutor es explícita: mediante las preguntas en la 2ª persona del singular se invita a las madres a participar y a dejar un comentario, para reforzar la cercanía. La pediatra-madre sabe que otras madres sentirán lo mismo y muestra interés por las vivencias de los otros miembros de la comunidad, realzando la imagen positiva tanto del emisor como del receptor. Aparece también la 2ª persona del singular con valor impersonal, aunque advertimos que este uso de *tú* puede considerarse un uso empático que apela a la participación más activa del lector y a su solidaridad (Martinell 1998; Hollænder 2002):

159) Hoy mi bebé cumple un año...
En el día de hoy he rememorado el día en que nació Aleix, desde cuando empezaron las contracciones, hasta cada detalle del parto... por lo que he leído suele ser algo bastante habitual, *¿también te pasó a ti en el primer cumpleaños de tu peque?*
[...]
Supongo que más de una mamá sentirá algo parecido... este mix de emociones ¿Y tú que sentiste en el primer cumpleaños de tu bebé? (Estapé)

La pediatra se convierte en una mamá más de la *community* y habla de las tareas cotidianas, como puede ser preparar la cena (160). Emplea el marcador conversacional «venga» para llamar la atención del interlocutor y animarlo a actuar; se dirige a las seguidoras con el vocativo «tribu», para realzar el valor de la comunidad (Yus Ramos 2007) que se crea en las redes, como grupo de personas unidas estrechamente en un sentido de amistad. La comunidad se convierte en familia, como grupo de apoyo entre todos y la pediatra misma se convierte en amiga[4]:

---

4   En los mensajes que *Lucía* recibe se lee que la Tribu no es solo una comunidad sino una familia: «nos haces sentirnos a todas las de la tribu, como si fuéramos amigas de siempre»; «Sin hablar contigo me imagino a veces sentada en una cafetería hablando

160) #cenafacilongas
Venga, tribu, vamos a compartir que el momento cena suele ser complicado cuando como a mí, se te agotan las ideas…
Hoy no sabía qué preparar así que abrí la nevera y encontré un par de pechugas de pollo, un calabacín y hemos improvisado esta receta en diez minutos de reloj.
-Hervir agua para macarrones, añadir un poco de sal
[…] (Lucía)

Además de las recetas, se dan consejos sobre viajes (161):

161) VIAJE CROACIA
Me lo habéis pedido mucho las últimas semanas: nuestro viaje a Croacia, con la peque de 23 meses.
Ida: Valencia- (Barcelona) – Dubrovnik
Dubrovnik: 3 noches (la primera fue directos a dormir porque el vuelo llegó tarde). Durante dos días vimos Dubrovnik, una bonita ciudad al sur de Croacia rodeada de enormes murallas. […]
Korkula: 3 noches
[…] (Nerea)

En (162) son numerosos los recursos afiliativos para animar a las madres o a la piña/tribu: el uso del *tú* con valor generalizador, la 1ª persona del plural inclusiva, las interjecciones, los diminutivos afectivos, el alargamiento vocálico y consonántico, las onomatopeyas de las risas, las preguntas para incluir a las seguidoras en la conversación, las expresiones coloquiales y los *emojis* que denotan alegría, actitud segura y despreocupada o fuerza y ánimo:

162) Cosas buenas de tener hijos adolescentes en verano :
- No levantarte tan temprano para preparar desayunos. Que se levanten cuando quieran y se busquen la vida jejejeje.
- Hay menos prisa; la hay. No nos damos cuenta del nivel de estrés que llevamos a primera hora de la mañana hasta que de pronto te das cuenta que son autosuficientes en cuanto a sus desayunos y muchas de sus comidas en casa.

---

contigo»; «no me sentía sola porque tenía presente a la tribu y a ti»; «disfrutar y alegrarnos con la tribu tan bonita»; «he decidido hacerme de la Tribu, me encantas, aunque tengo un hijo adolescente». La misma pediatra agradece siempre el hecho de pertenecer a la tribu: «Qué orgullosa me siento de pertenecer a esta Tribu, Gracias Tribu, aquí con mi Tribu»; «Sentirse reconocido en un grupo es de gran alivio; da paz mental. A mí también me relaja pasearme por aquí».

- Reina el silencio a las siete de la mañana en casa… Ohhhhh PAZ.
- Puedes tomarte tu cafecito, tu frutita y tus tostadas tranquiiiiiiiiilamente y hasta te da tiempo a escribir este post. Jajajaja.
Venga, tribu, las más veteranas, arrojemos luz y esperanza a las más jovencitas que se ven aún inmersas en los 2, 3, 4, 5, 6, 7, 8 … años
Hagamos piña
¿Qué aspectos positivos encuentras en tener hijos adolescentes? Repito: ASPECTOS POSITIVOS
Vamos, os escucho!!!! (Lucía)

En (163), en cambio, detrás del relato de su experiencia para empatizar con las madres que se encuentran bajo la misma carga emocional, se encubre una voz educadora que quiere desmontar los miedos y el mito de la «madre perfecta»; además, la médica/madre refuerza su imagen de autonomía como persona que sabe cómo desenvolverse en la vida y, por eso, el relato puede leerse como una serie de consejos. Asimismo, aprovecha el *post* para promocionar su libro *La vida va de esto*; a este respecto, se observa también el empleo *ad hoc* del *hashtag* para indexar el título y aumentar el alcance del producto en las redes:

163) Estoy en un momento de mi vida en que soy capaz de hacer balance de la infancia de mis hijos; tengo la sensación que he cerrado la puerta de la infancia y con mi último libro #LaVidaVaDeEsto he querido hacer análisis de estos 15 años, pero con una mirada COMPASIVA hacia mis imperfecciones, hacia el reconocimiento de lo que una va logrando, hacia el perdón de mis errores y por supuesto hacia el inagotable aprendizaje que te dan ellos, nuestros hijos.
Comprendí a base de palos que para que yo fuese feliz tenía que poner límites muy claros a las personas que me rodeaban.
Que mis hijos no necesitaban a una madre perfecta, necesitaban a una madre feliz y tranquila.
Porque hablamos mucho de poner límites a los niños pero no sabemos gestionar los nuestros propios, hasta dónde queremos llegar y hasta donde no.
Siempre están los 'da igual, es que me sabe mal decir que no', o el 'me da cosa' o 'no importa, es que se va a enfadar' y esto lo aplicamos a hijos, pareja, trabajo, amigos… Vamos con todo, pero nuestra espalda y nuestra cabeza soportan un peso limitado.
Para mí trabajar la asertividad fue clave (Lucía)

En (164), a partir de la experiencia personal de la pediatra como madre, los consejos se dan de forma explícita y esquemática, a través de una enumeración de imperativos:

164) Este año hemos visitado muchos colegios y me ha sorprendido cómo en algunos no se cuidaban las necesidades de los niños + pequeños […]

> Por si la adaptación no es lo que esperabas, te doy algunas recomendaciones
> CONSEJOS ADAPTACION:
> Enséñale fotos o vídeos de sus profesores (revisa la web o pídelas)
> Sigue los mismos horarios en casa que en el cole
> Visita el cole con el peque para que lo conozca
> [...] (MarLópez)

Lo mismo ocurre en (165), la pediatra emplea la forma inclusiva para subrayar que se identifica con las madres, después cuenta sus reflexiones y enumera algunos trucos para superar el sentido de culpabilidad y pasa a la 1ª persona del singular para hablar de sus logros:

> 165) [....] la culpa es algo que nos acompaña en nuestra mapaternidad y hoy quería contaros algunas reflexiones que han ayudado
> TRUCOS
> Modelo: el primero es saber que somos un modelo para ellos. Así como nosotros gestionamos lo que nos ocurre, ellos probablemente lo harán en futuro
> Si queremos que ellos busquen tiempo para ellos cuando sienten que lo necesiten o gestionen bien sus emociones, debemos darles ese ejemplo [...]
> Cuidarse: si estamos descansad@s y fresc@s [...] estamos con el niño a tope: tenemos ganas de jugar, estamos felices, gestionamos mejor la parte emocional...) Es importante cuidarse para cuidar
> Personalmente cada vez que le cojo más el truco al tema de la culpa. Me he dado cuenta de que voy a hacer deporte dos días, además estoy con la peque mucho (tanto el día que hago deporte como los demás) y me siento mejor (MarLópez)

5.2.2 ¿Voz empática o voz pseudoeducadora en las *stories*?

El rol de madre y la voz empática son sin lugar a dudas más frecuentes en las *stories* que en las publicaciones fijas. A través de este género multimodal los pediatras comparten sobre todo momentos de vida personal o familiar o dialogan, siempre a través de las cajas de preguntas (como vimos también en § 5.1.2 y 5.1.4), con los interlocutores para hablar de temas no necesariamente médicos («solo preguntas personales», «qué quieres saber sobre mí?», «ronda pirata»), donde se descubren las aficiones, acontecimientos personales y privados. Es más, en *Lucía*, ante un ataque por publicar demasiado contenido basura («postureo y salseo»), la pediatra explica que «en este espacio nos escuchamos, nos desahogamos, nos reímos, no juzgamos, nos ayudamos, nos apoyamos y nos inspiramos unas a otras» y es donde «está la Tribu. La Tribu de verdad».

También aquí a través del discurso se lleva a cabo una identificación con los estados de ánimos de las seguidoras, que muchas veces se sienten inadecuadas en su rol y piensan que lo están haciendo mal. En (166-169), si bien el pediatra, como vimos en el párrafo interior, pretende tranquilizarlos e imbuir en ellos la idea de que a pesar de todas las inseguridades lo están haciendo bien o que no hay que saturar las urgencias[5], se atribuye la etiqueta de malos padres. Esta forma de identificación, reforzada por *nosotros/yo también*, que puede interpretarse como «a pesar de ser pediatras somos como vosotros», ensalza la imagen afiliativa (169). En (168), además, para subrayar la idea de que no siempre hay que ser perfectos, emplea la pregunta «¿y qué?» con un tono desafiante:

166) -¿Le has dado el medicamento?
 -No. Y tú ¿le has preparado la merienda?
 -No.
 ¡Qué malos padres somos! (MarLópez)

167)

MarLópez

168) Claro que sí!!! Una horita y media, en un gallego con mi gallego. Lo suficiente para desconectar jejeje A los hijos les pedí sushi para sobornarlos jajaja Todos contentos 😂 😂Pues sí, yo a veces soborno a mis hijos ¿y qué? 😂 😂 🫶(Lucía)
169) Nosotros también vamos a Urgencia (MarLópez)

También en las *stories*, la pediatra como madre da consejos para vivir bien la maternidad sin sentirse frustrada. A partir de una *story* en la que la profesional enseña la foto del marido y de la hija durmiendo, escribe en el texto lo siguiente:

170) Siguen durmiendo… Ayer ya decidimos que no la despertaríamos hoy porque no está 100% recuperada, llora + fácilmente y está cansada / estoy algo preocupada

---

5   Los pediatras, de hecho, declaran que sus publicaciones sirven para diferenciar fácilmente aquellas situaciones que precisan de atención urgente de las que pueden esperar la valoración del pediatra de atención primaria para evitar saturar las urgencias.

El rol de progenitor/persona 145

> pero al poco de ser mamá llegué a la conclusión de que muchas cosas me iban a asustar (eso que de "ser mamá es como llevar tu corazón fuera del cuerpo") y decidí que ese camino de miedo constante no lo quería seguir porque NO SE PUEDE vivir así. Voy a pensar en lo + probable que es que necesite + tiempo y día a día, calma y paciencia 🥰 🥰 🥰 (MarLópez)

A partir de ahí, publica otra *story* y una caja de preguntas «¿Compartimos reflexiones que te han ayudado como madre/padre?». Después, también a través de *stories*, publica las respuestas que recibe y contesta a su vez. Por ejemplo, (171) constituye un caso de respuesta/pregunta de una mamá y respuesta de la pediatra, que puede considerarse un consejo para la interlocutora:

> 171) -Ay Mar! ¿Y cómo lo has conseguido? Porque yo te juro que vivo en una agonía constante (carita que llora)
> -Ped: Pues me di cuenta de que sería agonía diaria. Y dije que no. Yo quiero disfrutar. Es que si no la vida es muy angustiante y también pensé en qué tipo de mamá quería para mi hija. Además de que puedo pensar miles de cosas que NUNCA van a ocurrir… y me habré agobiando para nada (MarLópez)

Se promociona también una maternidad más consciente, bajo el lema «lo estoy haciendo bien» o «eres una madre maravillosa», lo que denota que las madres necesitan este reconocimiento por parte de los profesionales, para sentirse reconocidas como buenas madres. *Mipediatraencasa* publica en una *story* la foto de una madre acurrucada con ternura encima del niño (el fondo es blanco, la camiseta de la madre también es blanca, así como el pañal del bebé, para denotar calma, amor incondicionado) y el mensaje:

> 172) Repetir cada día Lo estoy haciendo bien (Mipedencasa)

El concepto de la autoestima es fundamental para una maternidad respetuosa:

> 173) Creo que con todo lo que está pasando últimamente en redes conviene recordar que… las recomendaciones no son un libro grabado a fuego. La teoría es una cosa, pero la práctica como madre os digo que es muy diferente. *Cada madre y cada familia es dueña de su maternidad* y sabe lo que es mejor para ella y para su bebé, pues cada familia tiene unas circunstancias que solo ellas saben. Dejemos de lado las opiniones no solicitadas, parece esto una competición por ser la madre perfecta, y *esto es imposible que exista. Para cada mamá su maternidad será de una manera y ha de ser respetada*. ¿Y tú, mamá, te has sentido juzgada? ¿Por quién y por qué? ¡Te leo! (PedLaura)

La ronda de preguntas puede ser una ocasión para contestar a cuestiones personales o pedir consejos a las otras madres. La pediatra *Nerea* anuncia su segundo embarazo y lanza estas cajas de preguntas: «¿Qué te gustaría preguntarme?», «Por qué me podéis dar tips».

Estas herramientas consienten crear una relación de amistad entre las seguidoras y las pediatras. De hecho, algunas rondas se convierten en algo muy personal en las que se tocan desde temas tabú y secretos íntimos hasta deseos sexuales. En (174) tenemos un ejemplo de *La ronda pirata* de *Lucía*. El tono coloquial y la risa genera una sensación de conexión social («social bonding») (Yus Ramos 2022b). La risa transcrita y repetida tres veces («jajajaja») tiene la función de reaccionar humorísticamente al turno previo de otro usuario; en el relato de la pediatra sirve para intensificar el efecto humorístico de la anécdota (un padre que ella conoce ve a la pediatra que sujeta en la mano un artefacto sexual), ampliando el marco jocoso (Yus Ramos 2022b):

174) Caja Que empieza la Ronda Pirata
Respuesta: El fin de semana tengo reunión tappersex con mis amigas ¿?Sugerencias??
Lucía: Jajajaja
Jajaja
Jajaja
Yo hice una con mis amigas, todas pediatras por cierto que trabajan conmigo en @centrociendo Alicante y cuando estábamos en un reservado con aquel maletón hasta arriba de artilugios y yo con una cosa inmensa en la mano, entra el camarero que era… Paciente mío! Jajajajajaja un padre!!!! Solté el instrumento como si quemara jajajajaja (Lucía)

Otro pilar que se desarrolla sobre todo en las *stories* es la idea de tribu y de amistad. Es decir, el sentido de pertenencia a un grupo y de una relación cercana entre público y pediatra y entre las mamás.

En un *reel* publicado en la historia, *MarLópez* y el marido quieren contar un acontecimiento con un tono coloquial y espontáneo (hay muchos falsos comienzos y empleo del marcador «bueno») y donde aparecen muchas formas intensificadoras («super», «geniales», «encantadísima», «chute de energía») y se destaca la sensación de amistad que transmiten en su cuenta de Instagram:

175) Mar: mi marido me insiste porque quiere contaros una cosa.
Marido: hola, ayer fuimos al parque con la niña y nos encontramos a una mujer que venía hacia nosotros emocionada y pensé… bueno… pensé será amiga de Mar venía corriendo muy rápido con un carrito vacío y nos para y tal hola hola me encantáis hablando en plural me encantáis sois geniales lo estás haciendo super bien Mar y ahí donde me di cuenta de que era una seguidora de Mar estaba encantadísima super agradecida
Mar: Nos trataba de forma como si fuéramos amigos de toda la vida y nosotros también a ella porque siempre que me decís algo me tratáis de una forma

taaan… muy familiar que ya dijo parece que te conozca a mí también me da esa sensación porque… como si os conociera porque me tratáis así
Marido: y fue como un chute de energía
Mar: y nos alegró el día (MarLópez)

Asimismo, en (176) se enseña un mensaje que la pediatra ha recibido de una madre, en el que vuelve el tema de la amistad y de la pertenencia a un grupo positivo y empático («la tribu»). Las redes se configuran como un lugar donde encontrar apoyo y mostrar solidaridad con otras personas:

176) Muchas gracias por todo. Ha sido increíble escucharte hablar y hablar contigo en persona. Eres dulce, amable, transmites mucha paz y nos haces sentirnos a todas las de la tribu, como si fuéramos amigas de siempre. Gracias por sentir nuestro calor. Un abrazo muy grande ❤ (Lucía)

La misma pediatra declara estar «orgullosa de pertenecer a esta Tribu, que tiene un poder especial, saber dar la fuerza a quien la necesite». En las *stories* la pediatra, al compartir los mensajes que recibe, añade comentarios como «El poder de la Tribu. La madre que nos escribió mientras operaban a su hija del corazón. A quien le mandasteis toda la fuerza […]», «Gracias a todas» o «lo mejor que tiene esta Tribu es esto. […] Gracias por hacerlo posible».

La misma *Lucía* se siente parte del grupo de madres («soy solo madre al 100 %») con las que compartir experiencias, charlar y encontrar apoyo emocional:

177) PERSONAL
Gracias por vuestros mensajes de apoyo y ánimo por la peque … seguimos a días… Ahora sí que me cuesta ser objetiva como pediatra y soy solo madre al 100%. Esta mañana me he agobiado bastante por los días que llevamos así (por miedos, historias vividas en el trabajo, etc.) y después de un momento de crisis he conseguido encauzarme y recuperar el "ocúpate pero no te preocupes" o al menos a lo + cercano a un equilibrio entre ocuparme y preocuparme (ha sido leyendo un protocolo como me he relajado 😅 quién lo diría)
Me sabe fatal no poder responderos a tod@s porque me encantaría y cuando entro en mensajes me quedo hablando un rato con alguna de vosotras porque estoy a gusto, es como un grupo de madres 😊 (Lucía)

Sin embargo, en algunos casos, hablar de la experiencia personal sirve para promocionar algún *gadget* (camisetas, bolsas, tazas) como ocurre en (178). Evidentemente, en estos ejemplos, detrás de una aparente estrategia de imagen de afiliación, se esconde de manera clara un fin promocional, de autoimagen:

178)

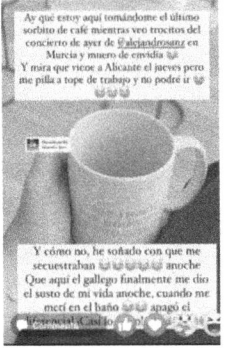

Lucía

Además, cabe destacar el poder que tiene la pediatra en la tribu. De hecho, siempre a través de las *stories*, nos percatamos de que las madres, en una fase muy crítica y en la que se sienten muy frágiles, necesitan estas palabras de autoestima para sobrevivir y llegan incluso a tatuárselas (180). Se aniquila de alguna manera el rasgo identitario de las usuarias y se aprovecha su vulnerabilidad para convencerlas a seguir a la pediatra, que se convierte en una especie de gurú. También en este caso, se aprovecha el mensaje de una mamá para enseñar la camiseta y el enlace donde comprarla (179):

179)   180)

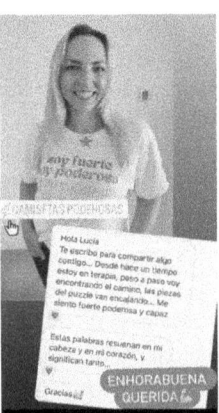   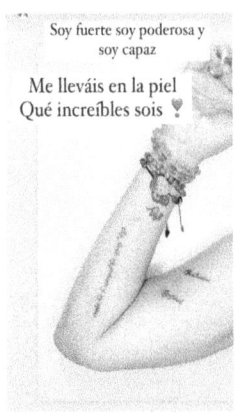

Lucía   Lucía

5.3. Ataque a la imagen en las *stories*

Si bien no se han registrado muchos ataques directos a los profesionales, cuando tienen lugar el médico intenta explicarse para reparar la amenaza.

El ejemplo (181) está extraído de una ronda de preguntas que aparece en las *stories*. Una madre acusa a la pediatra de pasar demasiado tiempo en las redes sociales. Ante la agresión de la imagen positiva, la pediatra en un vídeo utiliza una serie de minimizadores («las usos justo para», «un ratín solo») para demostrar que el tiempo en el que usa las redes es reducido, además de enumerar una serie de acciones que la dibujan como buena madre («he merendado con mis hijos, hemos hecho deberes») para justificarse; sin embargo, el uso de las risas (*emojis* y «jajajaja») y de la ironía («uff la Inquisición, todo lo he que aprendido») denotan cierta molestia ante el comentario:

> 181)
> (xx) Una curiosidad,¿no te "dispersas" estar pendiente de las redes sociales? Es decir, ¿no te distrae?
> Ped: Jajajajaja no, lo cierto es que las uso justo para desconectar jajaja
> Como ahora
> He llegado a casa, he merendado con mis hijos, hemos hecho deberes de historia (ufff la Inquisición, todo lo que he aprendido hoy) jajajaja
> Hemos cenado
> Y ahora que estamos todos ya en la camita y mientras mi chico lee las noticias en el móvil jajajaja yo me paseo por aquí a ver qué se cuece 😅😅😅😅😅 un ratín solo (Lucía)

Ante otro ataque parecido la pediatra utiliza la tribu como justificación. Se trata de una actividad de afiliación para que el público se sienta valorizado y al mismo tiempo para reafirmar su imagen autoritaria («el móvil es mío y decido yo»). La inversión sujeto/verbo posibilita una amplificación de la voz de la médica; incluso la pregunta final («¿alguna duda más?») en realidad es una forma de desafío para cortar la conversación:

> 182) Pues mira, ahora que vamos en el coche te voy a contestar...
> Fíjate hay veces que no lo uso que me he sacado una carrera, una especialidad, he tenido dos hijos MARAVILLOSOS, he creado mi propio proyecto del que me siento muy orgullosa que se llama @centrocreciendo con más de 130 personas trabajando en equipo y escrito 12 libros (y estoy acabando el número 13 que saldrá el año que viene)
> Jejejejeje
> Algo suelto el móvil, sí.
> ¿Podría soltarlo más? Podría

> Pero ¿sabes qué? Que no me apetece, que me lo paso bien con mi Tribu, que nos ayudamos entre todos, que han pasado cosas increíbles aquí y que como el móvil es mío pues me temo que la decisión de cogerlo o soltarlo solo depende de mí ¿Alguna duda más? (Lucía)

Después en la *story* siguiente publica el comentario que una madre le ha enviado en privado sobre la cuestión para demostrar que toda la tribu está pendiente de ella como valorización de su imagen:

> 183) No lo sueltes lucía… porque nos soltarías a nosotros y eso no queremos que pase 😊 ♥ (Lucía)

Asimismo, añade otra reflexión para justificar su presencia en las redes, en la que aparenta interés por los seguidores. El tono es coloquial y llega a ser descortés («como me da la real gana»), pero, en seguida, recurre a estrategias mitigadoras como las risas y el humor («cocinar no sé pero gestionar mi tiempo, sí»; «tengo un máster con nota»):

> 184) Cientos de reacciones. No os enfadéis. Preguntas y comentarios impertinentes siempre ha habido, no pasa nada. No me inmuto. ¿Y sabéis por qué? Por comentarios como el de esta chica. Por los cientos y cientos de personas que vienen a mis firmas, por vuestros abrazos, vuestras lágrimas, vuestras gracias por escribir estos libros, por vuestros "no te vayas nunca", por vuestros "eres fuerza, eres inspiración" por todo esto estoy aquí
> Y porque entenderéis que yo gestiono mi tiempo como me da la real gana jajajajajaja y no es por nada, pero en gestión de tiempo tengo un máster con nota jajajajajaj
> Cocinar no sé pero gestionar mi tiempo, sí (Lucía)

En (185) la pediatra contesta a una insinuación. En primer lugar, le da la razón al usuario, de esta forma realza tanto su imagen positiva (como persona comprensiva y no agresiva) como la imagen de la madre que se siente comprendida («es normal pensarlo»), después explica por qué es posible una oferta de este tipo. El empleo de «yo creo», en este caso, funciona para mitigar, así como el uso de los marcadores consecutivo-causales («como», «por eso»). Además, la pediatra pide disculpas como acto que refuerza su imagen positiva de persona honesta:

> 185) Madre: El que sea tan caro sin esta promoción me deja un poco sorprendida, hay trampa.
> Ped: En total los 90 cursos costarían + de 7000 euros y el precio es de 50 euros así que es normal pensarlo.
> La empresa que lo organiza se dedica solo a eso, a crear bundles
> Yo creo que consiguen un buen equilibrio entre la organización (ellos), los creadores de los cursos y la persona que puede adquirirlo mejor de precio

> Como solo hay 1 semana al año en la que se hace y que hay mucha gente promocionándolo hay muchas ventas de golpe y por eso acaba siendo rentable para todos
> Ayer dije que son 99 cursos y son 90 perdonadme 😞 (Marlópez)

En (186) la pediatra refuerza la imagen de la madre compartiendo su opinión, y después explica por qué estos cursos son importantes. El empleo de verbos de opinión «te doy mi opinión» y «yo creo» sirve para mitigar el acto impositivo; de hecho, la médica añade que no quiere simplemente vender, sino recomendar un producto que ayudará a los padres. De esta manera queda reforzada su imagen afiliativa:

> 186) Madre: No sé si voy a aprovechar tantos cursos y tengo dudas
> Ped: Claro, es lo primero qué pensé
> Te doy mi opinión (es mi opinión personal y no tenemos porqué compartirla todos, quiero ser respetuosa con esto porque no me gusta sentir que "vendo" algo sino que lo recomiendo porque creo que es bueno o que os ayudará)
> Yo creo que es algo para tener guardado en 1 carpeta de tu correo (con el acceso y las contraseñas) e ir viendo cuando el peque va creciendo (ahora igual te sirve alimentación y luego los de educación positiva. Etc.)
> Si al final vieras solo 4 cursos, te seguiría resultando más barato que comprarlos por separado y ganas en información, formación (MarLópez)

En (187) los padres pueden discrepar de la opinión del pediatra. La profesional responde, reparando su imagen con una explicación y con la mención a otras expertas o remitiendo a las recomendaciones de sociedades científicas para avalar su opinión. La madre, ante la explicación, puede mantener el desacuerdo, pero mitiga la discrepancia con los agradecimientos y el *emoji* del saludo:

> 187) Madre 1: lo del flúor discrepo y hay estudios… no es necesario ni recomendable
> Madre2: @madre1 totalmente de acuerdo contigo
> Pediatra: @madre1 no es así, para prevenir caries, además de la alimentación es importante la pasta fluorada. Así recomienda las sociedades científicas. Mis compis odontopediatras tampoco tienen duda @odontopediatra 1 @odotopediatra2
> Madre1: @pediatra no me convence. El agua va bastante fluorada y hay estudios sobre porque no hace falta. Gracias igualmente 👋 (PedLaura)

Se observan también ataques a otros expertos o a los pediatras que siguen en la vida real a los pacientes. En (188) *Lucía* contesta a una pregunta de la ronda, afirmando de manera directa que discrepa con el pediatra de la señora y añade una explicación de su opinión. Se trata de un ataque a la imagen positiva del colega mediante el que refuerza su imagen, como profesional más informada:

188)

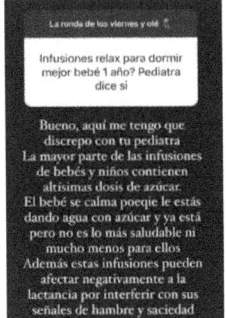

Lucía

En (189) se le refuta a la pediatra Mar una opinión sobre la enfermedad de manos, pies y boca. El ataque se basa en la intensificación («muy fuerte»), repetida al comienzo y al final. La pediatra se justifica para proteger su imagen, remarcando la importancia de la evidencia científica a la hora de publicar un nuevo contenido:

189)

MarLópez

En ocasiones, no sabemos exactamente qué ataque ha sufrido el médico, ya que se encuentran en mensajes que los profesionales reciben en privado. Sin embargo, vemos las respuestas, que suelen ser a su vez bastante descorteses a través de las *stories*. Creemos que el hecho de utilizar el dispositivo de la *story* para contestar es una manera para no fomentar demasiado el debate, al durar solo 24 horas.

En (190) la pediatra responde en un vídeo a quien la critica por su comportamiento con los hijos adolescentes. El tono de voz demuestra cierto enfado, al pronunciar con voz dura «dieciséis intensos años» o por una risa irónica que acompaña a parte del mensaje:

> 190) He aquí las muy fan de hijos adolescentes es muy fácil, claro porque tus hijos son adolescentes pero cuando son pequeños ta ta ta ta ta y es que la gente se olvida que las que tenemos hijos adolescentes también hemos tenido niños pequeños que uno no nace adolescente y que estas arrugas no salen al dar a luz a tu hijo adolescente no [...] dieciséis intensos años [con voz firme y dura] con nuestros hijos que también han sido pequeñitos así que como decía mi madre que os digo en muchos de mis libros como te ves me vi, como me vi te verás [...] buena tarde (Lucía).

Asimismo, tras recibir comentarios negativos porque deja salir sola a la hija adolescente por la noche con chicos que ella no conoce, contesta a través de un vídeo. El tono es de enfado y amenaza la imagen de las madres que siempre critican a las demás y siempre juzgan sin conocer todo el contexto. Sube muchas veces la voz y les toma el pelo, reduciendo sus comentarios molestos a un sonido onomatopéyico («ñiñiñi»). Emplea el español coloquial («quitarse de encima», «hasta el apuntador», «estar hasta el pirri», «cachondeo», «buen rollo», «pues nada, señores») para mofarse e ironizar sobre los comentarios. El enfado es también una excusa para hablar de sus libros y anunciar otro, en el que recogerá su opinión sobre esas madres:

> 191) Esas madres que ven una foto tuya publicada de una conversación de WhatsApp con tu hija y se creen con el derecho de juzgar la educación ENTERA que les has dado a tus hijos pues en un conversión de WhatsApp desde el sentido del humor del cachondeo y el buen rollo que NOS DA de vez en cuando LA ADOLESCENCIA ESAS MADRES ESAS ÑIÑIÑI AIIINNSSSSSSS PENSE QUE ME HABIA QUITADO DE ENCIMA LOS JUICIOS PERO NO, [levanta aún más la voz] AQUI JUZGA HASTA EL APUNTADOR SENORES PUES NADA QUE LES VAYA MUY BONITO JIJIJIJI SEGUIMOS
> El caso que hace unos años estaba yo hastaaa hasta el pirri de todos esos juicios [...] pero siendo mucho más joven y más inexperta y de hecho de ese lugar escribí this book [enseña el libro] *Eres una madre maravillosa* donde hay un capítulo no juzgues si no serás juzgada de una forma así bastante elegante como a mí me gusta hacer las cosas sobre ESAS MADRES pero ahora que tengo unos años más me apetece escribir un libro jijijiji con ESE TITULO [levanta la voz] ESASSS MADRESS PFF MENUDA IDEA ACABO DE TENER ESAS MADRESS y entonces ahí soltarlo TODOOO ESAS MADRES JIJIJI (Lucía).

Además, sigue con la amenaza, riéndose de las madres que la han criticado (192a y 192b). Recogemos aquí dos historias en las que hallamos como estrategia descortés la pegatina animada del perro que se ríe y numerosos *emojis* de la risa a carcajadas o los *emojis* con la lengua fuera que denotan provocación. Asimismo, es provocadora la risa de la misma pediatra, que sigue escribiendo con la *i* para disimular una palabrota:

192a) 192b)

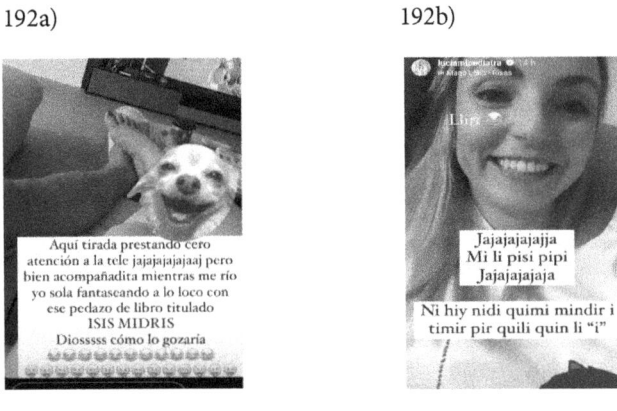

Lucía Lucía

La justificación es sin lugar a dudas una estrategia para reparar la amenaza a la imagen positiva. En algunos mensajes se le reprocha el hecho de no atender mutuas a través de la Seguridad Social. Los pediatras se defienden haciendo hincapié en los valores en los que basan su actividad: la calma, la tranquilidad, la felicidad del niño y la confianza que quieren infundir durante la consulta y en particular el tiempo[6] dedicado al bebé y a las familias. La médica destaca su empeño y su entrega al trabajo a través de la anáfora de la expresión «tiempo para»:

193) [...] cuando decidí crear la consulta para cuidar de la salud de vuestros hijos e hijas tenía un objetivo claro, transformar las visitas al pediatra, para que los peques se sintieran felices y sus familias en total confianza para plantear todas sus inquietudes. Por eso, unos de los principales valores que defendemos en la consulta es el tiempo.

---

6 *PedGentile* también destaca «las consultas hechas con amor y cariño, dedicándole TIEMPO»: la palabra tiempo en mayúscula remarca la importancia, ya que se le reprocha siempre a la Sanidad el poco tiempo (7 minutos) y las prisas de las consultas.

Tiempo para hacer revisiones a conciencia, poniendo atención a cada detalle y respetando los tiempos de los niños y niñas
Tiempo para compartir con las familias sobre el crecimiento y el desarrollo de su hijo o hija
Tiempo para que, como familia, os sintáis a gusto y podáis hacer todas las preguntas que queráis (Estapé)

Otro blanco de los ataques de los pediatras son las abuelas y su sabiduría popular desmontada por la evidencia científica. Es más, *Lucía* ha creado un *gadget* con la frase «los virus no entran por los pies»[7] precisamente para superar el mito y la creencia de las abuelas que afirma que si los niños se enfrían los pies se ponen enfermos. No faltan expresiones de desilusión/enfado como «Ainss las abuelas» o las invitaciones a comprar el libro para aprender:

194)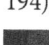

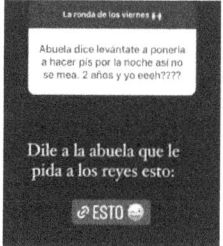

Lucía

Otras veces son los profesionales mismos quienes se exponen a una invasión del propio territorio al titular las rondas con «Pregunta lo que quieras», «Solo preguntas personales», «Qué queréis saber sobre mí». Creemos que se trata de una estrategia para gestionar las impresiones sobre los demás, ya que en internet no se dispone de la riqueza contextual de la interacción cara a cara. Además, poseer más información sobre el interlocutor genera una impresión más positiva o favorable hacia él (Yus Ramos 2007) y enfatiza una cercanía psicológica.

Algunos lamentan que la pediatra no conteste, es decir, buscan el reconocimiento por parte de la experta como miembros de la comunidad. Ella responde

---

7   Lema que se ha convertido también en el título de su último libro (2024).

usando la mayúscula para justificarse como si estuviera gritando (signo de descortesía)[8]:

195)

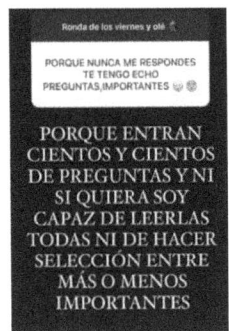

Lucía

5.4. Los comentarios

En este párrafo vamos a analizar las interacciones que se llevan a cabo en los comentarios de los *posts*. Nos centramos en Instagram, ya que últimamente en Facebook el público de los pediatras comenta raramente y se limita a compartir algunos contenidos o a dejar simplemente una reacción, señal de que esta red social está perdiendo terreno, como ya comentamos en el capítulo 4.

En general, podemos recalcar que en ellos el tono es amistoso y bastante informal. De hecho, los *followers* se dirigen al profesional con el nombre de pila, a veces acortado (*Lu* por *Lucía*) o con algún vocativo cariñoso («preciosa»). Solo en el caso de *Doctoradi* se emplea el tratamiento acortado *doc*, muy probablemente porque es el nombre del perfil.

En los comentarios de los progenitores se reconocen sobre todo actos expresivos, como los agradecimientos y las felicitaciones. Por ejemplo, se elogia la publicación de un libro, la presentación de un curso o toda la labor divulgativa que llevan a cabo los médicos; muchos de estos comentarios se comparten también en las *stories* de los expertos como actividad de autoimagen (cfr. § 5.1.6.).

---

8   Sigue un intercambio con los otros miembros de la tribu: «No grites» y la pediatra responde «ha empezado ella 😂 😂 😂 😂 😂 😂 😂», lo que denota la complicidad con el público.

En los ejemplos siguientes se recogen algunos de los comentarios publicados en un *post* de *Dospedencasa*, con las respuestas correspondientes por parte de los pediatras, en el que anunciaban la salida de un nuevo libro. Se aprecia un léxico coloquial con valor intensificador («chulísimos», «genial», «cracks») y el empleo de una puntuación enfática, (como los signos de exclamación reduplicados), una grafía connotada (como las mayúsculas o los alargamientos vocálicos), el uso de *emojis* expresivos y emotivos, el corazón, los ojitos con corazones que intensifican la relación afiliativa entre los interlocutores o los aplausos, que realzan la aprobación por parte del público. Todas ellas son estrategias que ensalzan la imagen positiva del rol del médico.

Los pediatras se muestran agradecidos también, dando las gracias a su vez a los lectores, en el respeto de las normas de cortesía ritual, ya que son conscientes de que su presencia y éxito en la red depende también de la presencia de seguidores:

196) MadreXXX: Chulísimos chicos. Un abrazo y enhorabuenaaaa
　　　Ped: @XXX gracias!!
197) MadreXXX: En casa hace tres semanas que los tenemos 😊❤ Adquiridos en Amazon 😊 Son geniales!!! Muchas gracias 😊❤
　　　Ped: @xxx a vosotros!!!!
　　　MadreYYY: Enhorabuena cracks!!! 😊😊
　　　Ped: @gracias!!
198) MadreXXX: Nos han llegado hoy y SON GENIALES!!!!!Enhorabuena 😊❤
　　　Ped: @XXX qué ilusión que os gusten!!
199) MadreXXX: Ya me han llegado!!!! 👏👏y me encanta!!! 😊😊
　　　Ped: @xxx qué bien que os gusten

En otros casos se elogia la figura de la pediatra. En ellos predomina la hipérbole y la metáfora, que dibuja a la médica como una gran referencia: «Necesito tu luz»; «eres luz y alegría»; «nuestra gran madre Lucía». También en estos casos se ensalza la imagen positiva de la experta, que necesita la estima de los seguidores.

En el caso del *post* de contenido divulgativo, además de los agradecimientos («gracias por la claridad», «la explicación genial», «me encanta como explicas»), se desencadenan en los comentarios algunas preguntas o la narración de algunas vivencias personales de las madres con sus hijos.

Los pediatras responden a alguna de las dudas de los padres, en su rol de médico poseedor de la voz educadora, añadiendo explicaciones o aconsejando. El pediatra recurre a todas las estrategias explicativas y reformuladoras que comentamos en § 5.1.3; nótese lo detallada que es la respuesta en

(203). Si por una parte se refuerza su imagen positiva como médico que sabe, por otra realza también su imagen afiliativa, ya que al contestar demuestra interés por la madre y la salud del niño. Sin embargo, huelga señalar que el médico no contesta a todas las preguntas/comentarios y, si interviene, contesta de forma breve (200, 201, 202), pero en muchos casos se limita a dejar solo una reacción:

200) MadreXXX: La escarlatina puede cursar sin apenas fiebre?
Ped: @XXX: sí, puede dar solo manchitas…
201) MadreXXX: ¿y si solo el ingrediente es arroz? ¿Harina de arroz solo? ¿Eso se puede? Gracias
Ped: @madre1 sí
202) MadreXXX: yo le soy los de H*** que tienen 1g/100g de azúcar porque no hay manera con los naturales tipo avena, etc.
Ped: ¡está bien!
203) MadreYYY: En la clase de mi niña se están dando varios casos de escarlatina, lo que nos crea la duda es que si es al final escarlatina o no, porque dan positivo en el test, pero no todos tienen las manchitas en la piel. ¿Si no hay manchas son anginas?? ¿O se puede dar el caso de escarlatina sin manchas?
Ped: @yyy y a lo que llamamos exantema (manchas) en el contexto de una infección por estreptococo. Esta última se puede manifestar con o sin fiebre y dolor de haraganea (es decir, asociado a anginas) o solo con manchas. En otras ocasiones el estreptococo solo da anginas. Al final, es el mismo bicho (siempre y cuando haya un test positivo de por medio) y el tratamiento y actitud es la misma en ambos casos. Por decirlo de una manera sencilla, escarlatina-anginas son las dos caras de la misma moneda.

También en las respuestas los pediatras pueden recomendar y aconsejar para reforzar su voz educadora; se encuentran las diferentes formulaciones de la recomendación que comentamos en § 5.1.3 y 5.1.4 (*hay que* + infinitivo; *deber* + infinitivo; *ser* + adjetivo; imperativo):

204) MadreXXX: ¡Muchas gracias mar! ¿Y la diarrea crónica? Cuando la caca es blanda desde siempre, aunque no líquida, en peques de casi dos años… ¿es real o puede ser una intolerancia no diagnosticada?
Ped: @XXX se deben hacer pruebas! Para descartar alergias, enfermedades intestinales, etc.
205) MadreXXX: En urgencias me dijeron que nada de agua marina, ya que el agua no es limpia y me puede infectar la herida
Ped: @XXX para nada. Hay que echar agua del mar. Nunca agua dulce ni mineral.
206) MadreXXX: Zumo de fruta mejor, ¿no?
Ped: @XXX No. Siempre es mejor fruta a bocados, masticada en lugar de zumos. […] Idealmente la fruta ha de comerse entera de forma habitual ❤

En algunos comentarios se critica la elección hecha por el pediatra personal. Las madres quieren una confirmación por parte del pediatra que siguen en las redes. El pediatra no ataca directamente al colega, sino que recurre a estrategias mitigadoras (el uso del modal dubitativo *quizás*, de las concesivas, del condicional o de adversativos):

204) MadreXXX: Mi hijo tuvo escarlatina hace un mes y medio y le recetaron amoxicilina durante 7 días. Por lo que explicas entiendo que no es correcto, no el medicamento ni los días de tratamiento. ¿Le habrá hecho efecto o habrá sido en vano?
Ped: @xxx suele mandarse penicilina (que tiene menos espectro) pero la amoxicilina es adecuada. Con 7 días es suficiente para curar la infección, pero se suele pautar 10 para erradicar la bacteria de la garganta y evitar contagios a otras personas

205) MadreXXX: Mi hijo hoy ya 10 días de antibiótico. Nos dieron el antibiótico denavar, por lo que os leo ese no es el indicado? El niño solo tuvo 2 días de fiebre, cara roja, y un leve sarpullido espalda, pecho… Este año lleva varias amigdalitis y por lo que os leo también estoy dudando de que es esto repetitivo… 🙂
Ped: @xxx la cefixima (denver) es un antibiótico de amplio espectro que, aunque cubre al estreptococo, solemos reservar para otro tipo de infecciones. Quizá se lo mandaron porque ahora hay abastecimiento de algunos antibióticos, pero no debería ser la primera opción

A menudo las respuestas sirven para animar y tranquilizar a los padres o para demostrar solidaridad y atención. En estos casos el médico se muestra como persona empática y responde con la voz afiliativa, aunque a vez su intervención se limita al usa de los *emojis* con valor afectivo, que expresan emociones diferentes, como alegría, cariño, tristeza, frustración:

206) MadreXXX: Frita me tiene la escarlatina este año!!! 😩 😩 😩 Gracias por la info ❤
Ped: @xxx 😊😊

207) MadreXXX Mi niño de 5 años salió positivo el test rápido en febrero pero seguro lo tenía desde enero o antes y era un catarro mal curado, 1er atb fue el Penilevel, ni 7 días porque eran 20 sobres… Siguió dando positivo en cultivos, 2º atb Amoxicilina, siguió positivo el cultivo […] han sido unos meses horribles. Pero ya estamos viendo la luz
Ped: @xxx me alegro que ya esté bien

208) MadreXXX: Segundo episodio a los 4 días de acabar el antibiótico
@xxx 😔

209) MadreXXX: Nosotros estamos con la primera gastroenteritis desde el domingo, empezó ella y estamos pasándola todos incluidos abuelos 😩
MadreYYY: madre1 ánimo con eso 🫂
Ped: ánimo!!

Asimismo, para indicar proximidad y solidaridad con las madres puede comentar alguna anécdota de su vida o compartir un pensamiento personal; en (210), con un comentario sobre la seguridad de los bebés durante el baño, tanto la madre como la pediatra manifiestan el mismo sentimiento de miedo y cierta complicidad al introducir las risas («jajaja» y el *emoji* 😁); en (211) la expresión «igual lo pienso» y el corazón refuerza el sentimiento compartido. Además, en (210) la repetición de «me estresa» proporciona cohesión y coherencia asertiva, y el marcador «la verdad» expresa «el compromiso sincero del hablante al decirlo» (Briz, Pons, Portolés 2008):

> 210) MadreXXX: Yo odio el momento baño poque estoy con mil ojos y me estresa muuuuucho 😁
> Ped: @XXX jajaja a mi tb me estresa la verdad 😁
> 211) MadreXXX: Que preciosidad de verdad, me entran ganas de llorar. A veces la lactancia materna es dura pero personalmente creo que es una de las cosas más bonitas y espectaculares que he vivido. 😊😊
> PedXX: igual lo pienso 🖤

La pediatra puede también encarecer las acciones de los padres como estrategia de cortesía valorizadora. En (212) recurre al término coloquial *genial* con connotación intensificadora para alabar y el *emoji* sonriente con los ojos en forma de corazón que expresa sentimientos positivos y aprobación:

> 212) MadreXXX: Muchas gracias, sabía que no estaba preparado, pero me lo has confirmado con el test. No tenemos prisa, cuando pide lo ponemos y cuando no pues pañal. Todo a su debido tiempo.
> Ped: @XXX lo hacéis genial 🖤🖤

En algunos casos, sobre todo en el caso de contenido controvertido, como por ejemplo las vacunas, hay mensajes que atacan la imagen de los pediatras. En (213), el experto intenta evitar la polémica y no responde. En los comentarios algunos seguidores les reprochan de manera directa que no hablen de las consecuencias (negativas) de las vacunas.

> 213) MadreXXX: Y sobre las consecuencias de vacunas no habláis?
> Ped: @xxx sí también hablamos de los efectos secundarios
> MadreYYY: @ped yo diría que no... ni como médicos os informáis de efectos secundarios o quizás no os interese decirlo para seguir cobrando verdad? Mínimo siendo médico y más pediatra tendrían que llevar un poco de historia real de las vacunas y sus grandes efectos secundarios
> Ped: @xxx @yyy seguramente pero no los hemos escuchado

En (214) hay ataques a la imagen de la pediatra, en el primer comentario de forma directa a través de aserciones que discrepan con la información del *post* y con el empleo de expresiones como «peligroso» y «ojo» para llamar la atención del público; en la segunda información el tono es mitigado (aparece «por favor» y la súplica –«no lo tomes a mal»–, así como el corazón blanco), ya que se trata de consejos para mejorar el contenido de la publicación. La pediatra acepta la crítica, admitiendo el desconocimiento («desconocía que...»), y se muestra colaborativa («añado el disclaimer»):

> 214) MadreXXX No todas las marcas de fórmulas tienen igual dosificación de 1 medida cada 30 mL. Poner esa información es peligroso si hay madres que usan otras marcas que necesitan cantidad de agua distinta por medida. Ojo!
> Ped: @XXX todas las fórmulas infantiles españolas tienen la misma dosificación
> MadreXXX @ped puede ser! Pero al parecer esto es una plataforma internacional. [...] Un diclaimer de "información válida solo para España"? Por favor no te tomes a mal una corrección en pro de que otras mamás no cometan errores en la preparación de alimento de sus hijos [corazón blanco]
> Ped: @XXX no no, para nada no me lo tomo a mal. Desconocía que en otros países se preparaba distinto [...] añado el disclaimer sin problema

En (215) dos seguidoras, que se presentan como monitora de natación, a modo de actividad de autoimagen para dar mayor relevancia al comentario ponen en tela de juicio las recomendaciones de la pediatra para prevenir el ahogamiento infantil. La pediatra, por su parte, atenúa su respuesta al comienzo con el modalizador «creo que», para luego remarcar su posición ya expresada en el *post* y reforzar su autoridad recurriendo a un argumento de autoridad (la Asociación Española de Pediatría). Madre2 sigue estando en desacuerdo, pero al mismo tiempo pide disculpas y aprecia la labor de la pediatra, además de despedirse con un saludo como ritual de cortesía y de emplear el *emoji* de las manos unidas para pedir perdón:

> 215) MadreXXX: Con un chaleco también se puede ahogar [...] con cualquiera de esos materiales de flotación se puede producir un ahogamiento. Trabajo como monitora de natación y socorrista
> MadreYYY: @XXX totalmente de acuerdo. Aquí otra monitora de actividades acuáticas buscando que alguien lo dijera! 🙌🙌🙌🙌
> Ped: @XXX creo que no has leído bien el post. Pone que si el menor no sabe nadar el niño no debe estar a menos de lo que mide nuestro brazo y con chaleco. Es tu opinión personal. Pero esto es lo que recomienda la AEP...
> Ped: @YYY creo que no has leído el post, mira la respuesta que le he dado a @XXX
> MadreYYY: ya he leído la respuesta. sigo sin estar de acuerdo🙈🙊😊. Si no sabe nadar lo mejor es que esté en los brazos de alguien que le dé confianza y seguridad, o en una zona que haga pie. este tipo de chalecos les suele dar una falsa sensación de flotación que no es real, y luego para el aprendizaje de habilidades acuáticas se frustran mucho porque se han pasado el verano flotando "mágicamente" para mi es una pérdida de dinero, Es mi punto de vista como profesora

de natación. No pretendo ofender ni interferir en tu trabajo, que me encanta. Disculpa si lo ha parecido. 😅🙏 saludos.

Otras veces el pediatra no sabe contestar porque no tiene la posibilidad de hacer una revisión física o porque no dispone de todos los datos y detalles. Es una forma para defender la propia imagen y no caer en el error:

> 216) MadreXXX: Nosotros tuvimos una experiencia horrible con nuestro bebé el primer día de estar en casa después del hospital, porque a mi mujer aún no le había subido la leche, y él no paraba de llorar porque quería más. ¿Me pregunto si será porque pasó un par de días en neonatos y le acostumbraron al bebe? Aunque también es verdad que lo tuvieron que ingresar por bajada importante de glucosa, todo porque el calostro no era suficiente... O eso nos dijeron. Fue un bebé grande
> Ped: @XXX habría que estudiar bien el caso para poder darte una explicación correcta

5.4.1. El diálogo entre las madres

En los comentarios pueden desencadenarse interacciones entre unos internautas y otros, que reflejan distintos grados de alineación o distanciamiento frente al relato del *post*, los cuales sirven para configurar una identidad grupal y demuestran que las redes sirven como grupo de apoyo.

En las intervenciones se alternan sugerencias o consejos, con los que las internautas se convierten en expertas, con los relatos de experiencias vividas:

> 217) MadreXXX: Podrías decir ejemplos de cereales saludables? Me es difícil encontrar algunos así. Gracias.
>
> MadreYYY: @XXX copos de avena, copos de maíz y a poder ser sin sal para menores de 2 años), espelta hinchada, quinoa hinchada...
> MadreXXX: ¿se compran a granel y los trituro? ¿Puedo mezclar varios o mejor uno a uno?
> MadreYYY: @XXX yo a mi hija mayor le daba copos de avena con leche. Y le haca papillas vaya. Al principio de los daba simplemente mojados en leche (a partir del año) o fórmula cuando era más pequeña. Eso depende de si la edad de tu bebé y si haces BLW o purés. Y todos los compro en paquetes
> MadreZZZ: @XXX mi hijo toma los de smileat, son buenos

En (218) se recogen algunos comentarios en los que las madres cuentan sus experiencias con la enfermedad del beso, objeto del *post*. Se aprecian marcas que señalan la adhesión al contenido («le pasó lo mismo»), la deíxis temporal (le edad en el que el individuo se contagia, el tiempo de duración de la enfermedad), la dificultad de diagnóstico, la enumeración de los síntomas y de los medicamentos que indican la gravedad de la dolencia, la deíxis de la 1ª persona para destacar la vivencia personal y, en algunos casos, delatan una crítica a los médicos de su entorno, lo cual favorece aún más el realce de la imagen positiva del médico del perfil:

218a)

Mi hija la pasó el año pasado 6 años y fue un horror hasta que se la diagnosticaron, decían que todo estaba bien pero la niña no estaba bien, hasta que le vimos los ganglios enormes y ahí ya hicieron analítica, pero antes por supuesto antibiótico, sin ninguna previa. Y a mi incluida . Mi duda es .. yo la pasé hace unos 10 años, que estuve 2 un par de meses tocada , y ahora con ella la volví a pasar, tenia el exudado y mal estar con dolor garganta. Dices que solo se pasa una vez ?? Es posible que pase dos o más ?

218b)

me pasó con mi hija de 2 años, fuimos a urgencias unas 5 veces o así. Se le hincharon los ojos que no podía ni abrirlos al final fue la pediatra quien dio con lo que tenía y la tuvieron que ingresar mientras yo estaba de parto. Bazo, hígado inflamado, neumonía y otra cosa más que no recuerdo.

218c)

> mi hija le pasó lo mismo pero con 11 años, un montón de veces al hospital de urgencias y le dieron de todo... antibiótico, cortisona, antiestamínico, dos RX de tórax para descartar neumonías... Hasta q después de estar 17 días con fiebre su pediatra decidió hacerle una analítica de sangre de urgencias y ahí se vio todo. Lo pasamos muy muy mal, no sé cm no deciden hacer una analítica de sangre antes pero sí prefieren atiborrar a los niños a medicamentos 😟

Si las vivencias compartidas pueden borrar el sentimiento de soledad y miedo que se puede sentir ante una enfermedad, en otros comentarios se añaden expresiones de ánimo y apoyo y de buenos deseos:

219a)

> Pues justo hoy la visita a mi pediatra fue por este motivo, el niño de 2 años lleva con varios ganglios inflamados desde hace casi un mes, cierto es que va de una infección a otra, respiratorias e intestinales, el problema añadido que el niño prácticamente no come nada, hay días que lo único que tolera es la lactancia para dormirse, ha pedido mucho peso, esta pálido...la respuesta de la pediatra ha sido que me olvide de los ganglios y que le quite la teta que eso le hace guerrear y luego no quieren comer y si sospecho de cetosis que le dé durante 24h de beber el caldo de los melocotones en almíbar....no voy a hacer ni una cosa ni otra pero esta mujer debería jubilarse o actualizarse.

219b)

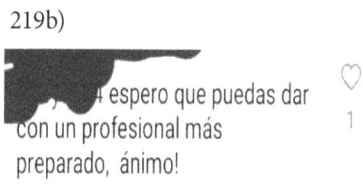
espero que puedas dar con un profesional más preparado, ánimo!

5.5. Los *hashtags*

Las etiquetas o *hashtags* son herramientas que se emplean en las redes por su alcance comunicativo y su versatilidad. Generalmente, se trata de palabras o secuencias de pocas palabras que permiten marcar un tema, con distintas funciones informativas, persuasivas, argumentativas o expresivas y promueven la interacción entre usuarios (Mancera Rueda y Pano Alamán 2015). El *hashtag* consigue ampliar el significado potencial del *post*, puesto que lo enlaza con otros discursos, fomentando un «ambiente de afiliación» (Zappavigna 2011).

En nuestro corpus las etiquetas se encuentran casi siempre al final de la publicación (desde 1 hasta 25) y solo raras veces se encuentran en el cuerpo del texto.

Se han rastreado 700 etiquetas en 500 *posts*. A partir de la lista de frecuencias obtenida con el programa *Sketch Engine*, notamos que los *hashtags* son en su mayoría sintagmas nominales que están formados por un solo sustantivo, sustantivo + adjetivo, sustantivo + y + sustantivo o sustantivo + complemento de especificación, que desempeñan principalmente una función informativa y contextualizan la publicación.

Entre las etiquetas más utilizadas encontramos a los protagonistas (niños 168 ocurrencias; pediatra 74; beb* 87; mamaybebe 70; mamaprimeriza 55; familia 52; mama 22; papa 20; reciennacido 15; primerizos 12; familiafeliz 5; bebefeliz 4; bebeymama 9; mamaypapa 3; bebe3meses 3; bebe9meses 2; niñosfelices 2; niñossanos 2; pareja 2; padres 2; adolescentes 2).

A veces, los protagonistas profesionales se identifican de manera explícita con la introducción del nombre del perfil (lapediatralaura 644, luciamipediatra 34; marlopezpediatra 33; dospediatrasencasa 22; doctoradi 6).

Se encuentra también la disciplina y el objeto principal (pediatría 133; pediatriaconamor 29; salud 30; saludinfantil 14) u otras disciplinas o temas relacionados (nutricioninfantil 28; alimentacioninfantil 23; alimentacionsaludable 18; alimentacion 18; odotopediatra 3; fisioinfantil 2; psiquiatría 2).

Asimismo, las etiquetas indican las fases de la maternidad y el tipo de crianza. Es interesante el neologismo mapaternidad, ya que se intenta visibilizar también a los padres (maternidad 83; crianza 71; crianzaconsciente 47; crianzaconapego 43; maternidad consciente 42; maternidadreal 29; maternity 24; crianzarespetuosa 15; mapaternidad 10; lactancia 9; lactanciamaterna 4).

Hay etiquetas que son sustantivos específicos o hiperónimos que aluden a las enfermedades que más preocupan a los padres, a los medicamentos o a los métodos de alimentación, que suelen replicar las palabras más frecuentes que comentamos en el § 5.1.3 y que suelen aparecer en el título del *post*; este tipo de etiquetas sirven para tematizar las entradas (blw 31; fiebre 15; tos 11; bronquiolitis 11; mocos 8; infecciones 9; dientes 6; gripe 6; bronquitis 6; virusinfantil 4 alergia 3; vacunas 3: cefaleas 3; paracetamol 3; cólicos 3; epidemia 3; hierro 3; fiebreinfantil 2; diarrea 2; covid 2).

Los *hashtags* establecen también relaciones externas, cuando hacen referencia al contexto o a un producto que se puede adquirir; en este sentido, no faltan las alusiones a los libros de los pediatras (elgranlibro deluciamipediatra 7; eresunamadremaravillosa 2; cuentosdeluciamipediatra 2) o a sus *podcasts* (sincitaprevia 4), a las que se unen aquellas etiquetas que indican un topónimo en el que tiene lugar la consulta del pediatra o el nombre de la clínica (Madrid, centrocreciendo, pediatratenerife). Otras etiquetas indican la función de las publicaciones (consejos 28, tips 28, divulgación 5, recomendaciones 3, consejos 28, tips 28). Por último, podemos encontrar palabras comunes relacionadas con la esfera de los sentimientos (emociones 4, inteligenciaemocional 3, amor 3; emocionespositivas 2) y del *marketing* (sorteo 3, promoción 3) o las frases que se convierten en verdaderos eslóganes, en particular, en las publicaciones de la Pediatra Lucía (antealadudafruta; eresunamadremaravillosa).

A pesar de que los sintagmas nominales son predominantes, se emplean de forma esporádica algunos sintagmas verbales con la función de llamar la atención sobre la publicación (derribandomitos) o imponer un punto de vista (puesamimefunciona).

Cabe subrayar que los diferentes tipos de etiqueta se mezclan entre ellos dando lugar a combinaciones hetorogéneas. Por ejemplo, en (220) recogemos los *hashtags* que aparecen al final de un *post* sobre los mocos y en (221) los que se han elegido para una publicación sobre el sueño infantil:

220) #virusinfantil #marlopezpediatra #mamaybebe #mocos #bronquiolitis
221) #maternidad #mamaprimeriza #maternity #maternidadreal #maternidadconsciente #mamaybebe #bebe #niño #ninñosano #niñosfelices #crianza #crianzaconsciente #crianzaconapego #disciplinapositiva #emociones #porteo #feliz #familia #pediatria #pediatra #lapediatralaura #sueño #sueñoinfantil

En algunos casos, como en (222 y 223) los # aparecen en el interior del texto y suelen ser los mismos que luego aparecerán al final:

> 222) Me cuesta respirar y no paro de toser, me explicará que tengo #bronquitis, pero que usando la trompeta mágica y tosiendo muy fuerte lograré expulsar los bichitos y los mocos que se encuentran en mis pulmones (Lucía)
> 223) Ya sabéis que todo esto y mucho más lo tenéis en #elgranlibrodelucíamipediatra y en mi curso de alimentación que tenéis enlace en la biografía (Lucía)

5.6. Rol y voces en los canales de difusión

En este párrafo vamos a analizar qué roles y qué voces emplean los pediatras en los canales de difusión. Siendo una herramienta bastante reciente, no disponemos de mucho material, por lo tanto, el análisis resultará más somero.

PedGentile (Soy Federico, tu pediatra), después de dar la bienvenida a los miembros, publica encuestas en las que participa una media del 30 % de los seguidores o comparte los *posts* de su perfil. Los mensajes de texto son casi inexistentes.

PedLaura, en cambio, declara que utilizará el canal para enseñar su lado más personal, pero veremos que en realidad publica solo contenido médico.

Los mensajes de *PedLaura* empiezan con un saludo informal («¡Hola!», «¡Buenas noches familias!»), poseen un tono coloquial («peque», «finde») y son muy directos. La pediatra se dirige directamente a los interlocutores con la 2ª personal del plural («os comparto», «me habéis pedido») o con preguntas didácticas («¿Sabías que los ojos azules son un efecto óptico?»). Se encuentran rasgos típicos de la escritura de los géneros digitales, como por ejemplo la reduplicación de la puntuación o los alargamientos vocálicos y los *emojis* afectivos que expresan empatía, colaboración, celebración, es decir, sentimientos positivos (corazones en todas sus variantes, manos levantadas, etc.). Estos mensajes de carácter empático sirven para anunciar los *posts* que aparecen en el perfil de Instagram.

MarLópez emplea un tono coloquial tanto para hablar de casos médicos como de su vida personal. El canal le sirve para explicar más detalladamente algunos casos; si en las respuestas de la ronda de preguntas el texto solía ser bastante breve, aquí es posible explayarse más.

Dospedencasa usan el canal solo para anunciar los *posts* que se publican en Instagram y los *podcasts*.

Nerea mantiene un tono amistoso a lo largo de los mensajes; de hecho, en muchos casos la pediatra empieza con los saludos («Hola familias») y expresiones de cortesía ritualizada («qué tal el fin de semana?», «cómo va el lunes?»)

que podrían encontrarse en cualquier chat de amigos. A veces las despedidas también son muy familiares (¡«os dejo que voy a conectarme para el curso de sueño! Un abrazo»); se muestra pues como una médica cercana y empática. Sin embargo, sus mensajes son pocos y el último se remonta al mes de noviembre de 2023.

Creemos que merece la pena detenerse en el canal de la pediatra Mar López, porque es la más activa y lo utiliza efectivamente para compartir más información, a través de mensajes escritos, infografía, mensajes de voz y sondeos para involucrar a los interlocutores.

Asimismo, esta herramienta se convierte en un «ecosistema mediático convergente» con todo tipo de contenidos que pueden reunirse, recopilarse, editarse y cargarse (Yus Ramos 2022b: 135). De hecho, es evidente que hay un diálogo continuo entre canal, *posts*, comentarios y mensajes en directo que la pediatra recibe. Baste con observar la ejemplificación (224) en la que se reproduce una pregunta de una seguidora que la pediatra ha recibido en el chat de Instagram y a la que luego contesta de una manera más precisa que en la ronda de preguntas de las historias. La respuesta puede ser larga y estar dividida en una especie de párrafos: en (224) hay cinco envíos diferentes de tipo explicativo y en el sexto la pediatra pasa a hablar de su experiencia personal con su hija, que le sirve para tranquilizar a las otras mamás («para que veáis que la teoría no siempre se cumple, que yo misma lo he vivido de otra manera»), a quienes suele preocupar mucho el tema. De hecho, en la pregunta que recibe la pediatra aparecen expresiones que denotan preocupación: «estoy un poco preocupada», «es normal?», «por suerte […] no me presionan», «no hay manera». Además, el saludo inicial sirve para mostrar la cara más empática de la médica («hola familias», «aprovecho que tengo un momento de relax […] para responder»), ya que quiere demostrar que piensa en sus seguidoras y que está allí para responder y resolver sus dudas:

224)

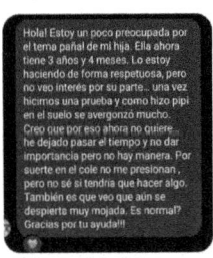

> Hola familias!! Aprovecho que tengo un momento de relax en que todos duermen 😴 🌙 para responder una duda
>
> ❤ 44 👍 3 😯 1 😊
>
> No es cierto eso de que el pañal hay que retirarlo entre los 2 y los 3 años. Simplemente pensamos eso porque habitualmente en el cole al empezar con 3 años no suelen dejar que los niños lleven pañal (pero sí que hay muchos coles y cada vez más donde esto se respeta y se sigue cambiando a los niños, a veces porque hay una persona de apoyo)
>
> ❤ 79 👍 18 😯 1 +3
>
> La teoría lo que dice es que la mayoría de los niños no llevan pañal DE DÍA a los 4 años y no llevan de noche a los 5 años
>
> Aunque puede ser normal llevar pañal hasta los 5 años y de noche incluso más tiempo (pero si tiene 5-6 años y lleva pañal de noche y el peque está motivado para no llevarlo "hacemos algo": alarma, etc)
>
> ❤ 47 👍 8 😯 2 +3
>
> Pero NORMAL sí que lo es (se entiende normal como lo más frecuente, que es algo qje ocurre y no es por ninguna enfermedad ni el niño tiene un peor desarrollo!)
>
> ❤ 56 👍 9 😯 1 +1
>
> Mi hija hasta los 3 años y medio (literal, 3 años y 6meses) no estuvo preparada y llevó pañal. De la noche a la mañana se lo quitó. Además no lo hizo "como se esperaba" porque normalmente lo que más les suele costar a los niños es hacer caca en el año y la mía desde los 3 años pedía hacer caca en el baño y no quería pañal y desde antes de los 3 años se levantaba seca todos los días.. así que controló esfínteres antes de noche que de día 😅😊😊)
>
> ❤ 116 👍 15 😯 10 +3
>
> Para que veáis que la teoría no siempre se cumple y que yo también he vivido el proceso de otra manera
>
> ❤ 160 👍 20 😯 1 +2

En (225) *MarLópez* mezcla el texto con fotos y mensajes de voz en los que da explicaciones y cuenta a la vez su propia experiencia:

225)

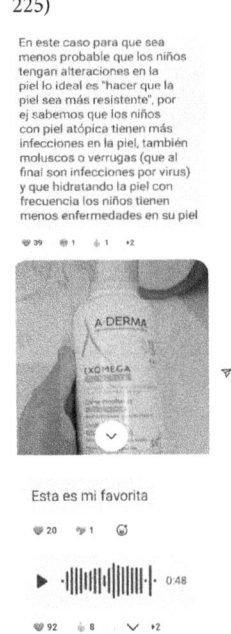

En el audio dice:

Un audio solo, solo un audio [se ríe]. Esta es mi favorita para la piel atópica pero también para la piel normal que queréis hidratar. Tiene ingredientes bastantes naturales y es muy efectiva, realmente se nota mucho. Pero hay otras marcas que también me gustan mucho [...] hay que buscar la que le va mejor a la piel de tu hijo, pero nosotros en casa usamos esta y es la que me gusta recomendar [...]

Ya que sabemos que los mensajes de audio pueden crearle problemas al interlocutor, la médica prefiere explicitar que no se trata de algo urgente o, como afirma en el ejemplo anterior («un audio solo, solo un audio») o en otro («No son tan indispensables ahora los audios para entender nada si tenéis a un bebé durmiendo solo quería explicarme mejor»), para que el público no se sienta obligado a escucharlo en seguida. De hecho, a pesar de que la conversación no es sincrónica, hoy en día estamos muy pendientes de los mensajes, la llamada «tiranía de los mensajes» (uppers.es).

Si observamos las reacciones del público, destacan los *emojis* de aprobación. Además, del pulgar o de los corazones, encontramos los aplausos, la cara de sorpresa, o la cara triste de acuerdo con el contenido compartido –por ejemplo, cuando la pediatra cuenta que la hija está enferma–, la cara con la baba en la boca, en el caso de una receta…

Los canales de difusión, sin lugar a duda, son un dispositivo que hay que seguir estudiando y que dejamos para futuras investigaciones al no tener material suficiente para comparar y para evaluar el efecto que puede tener en las cuentas.

5.7. *Sentiment analysis*

El análisis del sentimiento aporta datos empíricos al estudio del discurso y posibilita reflexiones objetivables que sustentan el análisis cualitativo de los párrafos anteriores. Hemos utilizado el programa *Lingmotif 2.0* (Moreno Ortiz 2023) para hallar las distintas polaridades de sentimiento y las distintas intensidades de emoción, ya que el sistema permite categorizar el texto desde «extremadamente negativo» a «extremadamente positivo» en una escala de 0 a 100, basándose en una orientación semántica del sentimiento contenido en dicho texto (*text sentiment score* o TSS). También extrae una escala de valoración de la intensidad del sentimiento (*text intensity score* o TSI), calculada como una media entre las unidades valorativas y aquellas que están exentas de emoción (Orts Llopis 2019: 181). En la figura 1, podemos observar que nuestro corpus en su conjunto posee una intensidad alta del sentimiento (75/100) (TSI Average: Text Sentiment Intensity) y una orientación ligeramente negativa (49/100) (TSS: Text Sentiment Score):

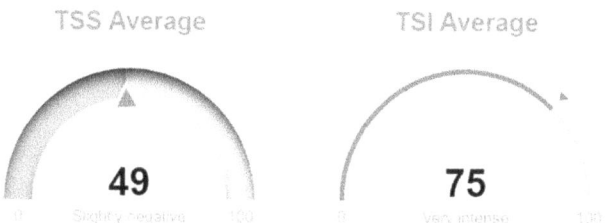

Figura 1. Análisis del corpus con un lexicón general

La figura 2 arroja luz sobre las diferencias de la polaridad y de la intensidad en los diferentes pediatras. Tenemos pediatras que presentan ambos valores positivos y otros que tienen ambos negativos. La que tiene una polaridad positiva mayor es *Lucía* (59), mientras que la intensidad de sentimiento más alta es la de *Dospedencasa* (90).

Entre los negativos, destaca *PedLaura*, cuya intensidad de sentimiento es extremamente intensa, seguida por *MarLópez*, *Mipedencasa* y *PedGentile*.

Sin embargo, las oraciones son en todos los casos positivas. En particular, las oraciones positivas presentes en *Lucía* son casi el doble que las negativas (180 vs 97).

ID	TSS CAT2	TSS CAT3	TSS CAT9	TSI CAT	TSS	TSI	SA ITEMS	POS ITEMS	NEG ITEMS	NEU ITEMS	POS SENTENCES	NEG SENTENCES	NEU SENTENCES	SENTENCES
corpus_marlopezpediatra_1	NEG	NEG	Slightly negative	Fairly intense	47	60	6528	401	444	241	301	282	2537	3120
corpus_annaestape_1	POS	POS	Slightly positive	Very intense	51	75	4492	260	243	179	165	136	562	863
corpus_doctoradipediatra_1	POS	POS	Slightly positive	Factual	51	40	2116	107	102	71	79	55	454	588
corpus_dospediatraencasa_1	POS	POS	Slightly positive	Extremely intense	51	90	5254	243	233	177	174	127	781	1082
corpus_lapediatralaura_1	NEG	NEG	Neutral	Extremely intense	49	100	6116	343	349	211	217	158	869	1244
corpus_luciamipediatra_1	POS	POS	Fairly positive	Very intense	59	74	3654	334	227	152	180	97	395	672
corpus_mipediatra_encasa01_1	NEG	NEG	Fairly negative	Extremely intense	40	97	5282	256	369	217	171	169	430	770
corpus_pediatragentile_1	NEG	NEG	Fairly negative	Fairly intense	44	60	1585	71	90	54	58	49	189	296

Figura 2. Comparación entre los pediatras[9]

Entrando más en detalle, entre las palabras negativas (Figura 3) encontramos los términos relacionados con las enfermedades o trastornos de los niños (*fiebre*, *rabieta*, *moco*, *virus*, etc.), es decir, el *aboutness* o conceptualización de la temática en cuestión. Por lo tanto, los pediatras que resultan de polaridad negativa se centran en las publicaciones más en la voz educadora que en la empática. Lo que confirma los datos que resumimos en el gráfico 1 del § 4.3, en los que analizamos la distribución del tipo de contenido.

Como ya dijimos en el § 5.1.3, la negatividad está vinculada al objetivo divulgador de las publicaciones (*fiebre*, *rabieta*, *moco*, *síntomas*), en las que se quiere educar a los padres para que no acudan a urgencias (otra palabra frecuente). Sin embargo, entre estos términos, aparece también una palabra más bien relacionada con la esfera de los sentimientos. El *miedo* y la *preocupación* (cfr. § 5.1.5) caracterizan a los padres primerizos, ya que se sienten incompetentes, y los

---

9 Falta el pediatra Jorge Muñoz porque sus posts son la mayoría videos y el Pediatra Gabi Ruiz por presentar numerosos *posts* solo con galerías de imágenes informativas.

pediatras quieren ayudarlos a gestionar los problemas de salud de sus hijos sin agobios.

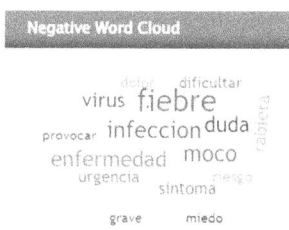

Figura 3. Palabras negativas

Entre las palabras positivas (Figura 4), en cambio, hallamos *peque*, forma cariñosa para referirse a los bebés enfermos, *recomendación* y *ayudar* (el pediatra recomienda para ayudar a los padres). Por lo tanto, como ya afirmamos en otros epígrafes del análisis, la recomendación no es un acto amenazador de la imagen, sino un acto afiliativo.

Destacan también palabras con una alta carga afectiva como *emoción, feliz, maravilloso*, que son sentimientos relacionados con la experiencia de la maternidad. Además, se incluye en esta lista la expresión *mucho ánimo* y la palabra *empatía*, lo que indica que en las redes sociales hay un intento de acercamiento emocional a los seguidores y de sinergia e identificación con los sentimientos de las madres. De hecho, estos perfiles sirven como apoyo emocional, ya que es importante amparar también psicológicamente a las personas que en un momento dado se convierten en madre o padre. Sentirse reconocido por el grupo y por el experto, con sus miedos y preocupaciones, los empodera y tranquiliza.

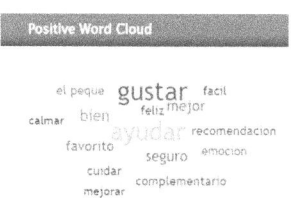

Figura 4. Palabras positivas

Las evaluaciones de *Lingmotif* confirman nuestras consideraciones del § 4.3, es decir, algunos pediatras se centran más en la enfermedad y prefieren el tono neutro o negativo y en la voz educadora, mientras que otros optan por formas más empáticas con una intensidad emocional mayor, y entre estos últimos descuella *Lucía*.

5.8. Discusión de los resultados

Del análisis de los *posts* y de las *stories* podemos apreciar que el pediatra se expresa en estos dos géneros digitales con sus roles (médico y progenitor) y voces (médica, educadora, empática), pero utilizando estrategias verbales y no verbales distintas y con funciones complementarias. Esta pluridentidad y multivocidad activa tanto la capacidad de posicionarse y autopromocionarse como profesional preparado en el que los padres pueden confiar como la capacidad de tomar la perspectiva del otro para acercarse a los demás con el propósito de entablar una relación de confianza con el público.

En las *stories* resalta el uso de los elementos multimodales. En particular, adquieren especial relevancia los *emojis*, los *stickers* o los *gif*, elementos visuales divertidos y cautivadores, que pueden incluso sustituir el mensaje verbal con función asertiva o afiliativa. Tienen un impacto visual importante, son inmediatos y tienen el poder de expresar emociones, ideas o conceptos de forma abreviada, adaptándose al espacio reducido de la historia. Asimismo, en las historias se aprovechan todas aquellas herramientas que consienten involucrar al interlocutor, como los sondeos o las encuestas, así como aquellos instrumentos que permiten controlar el nivel de interés del lector o el diálogo con otros (la mención @). A veces se emplean también los filtros, otra herramienta fundamental de esta plataforma, para infantilizar la imagen del pediatra mismo y crear una identidad sensible y cercana. El pediatra utiliza estas herramientas visuales para construir una imagen de experto más cercano y empático; de hecho, aparecen tanto en las historias de contenido médico como en las de tipo más personal. A este respecto, cabe recordar que el empleo de estos elementos aumenta el *engagement* y la conexión empática con el público, da una mayor visibilidad a la marca y favorece el aumento de las ventas de algún producto (www.addlance.com/blog/sticker-instagram/).

Las *stories* se convierten en espacio polifónico puesto que incorporan estratégicamente las voces de los *followers* como testimonios de personas satisfechas de su labor divulgadora, es decir, se reproducen todos los cumplidos y los agradecimientos que los pediatras reciben en privado para ensalzar su credibilidad; a su vez, el público se sentirá satisfecho poque el galeno le ha prestado atención.

Además, en las historias predominan aquellos contenidos personales que muestran al médico en su vida diaria (con la familia, de viaje, comiendo, etc.) para construir una imagen amigable y empática que empuja al público a la interacción, lo cual le consentirá mejorar su reputación *online*. Estos contenidos sirven para mostrarse como persona capaz de identificarse y avalar los sentimientos, emociones y miedos de los usuarios. Las *stories* con su contenido emocional son lo primero que se ve al entrar en la red social y funcionan como verdadero gancho para los usuarios, es decir, atraen tráfico al perfil del creador e incentivan la fidelización (www.shopify.com). En estos casos el tono es más coloquial y a veces jocoso, para crear una conexión social más profunda, estimular la interacción y las visitas a los *posts* para ver los nuevos contenidos de corte divulgativo. No hay que olvidar que las redes sociales sirven para satisfacer el deseo de sociabilidad de las personas y como apoyo emocional; Yus Ramos (2023) define esta sociabilidad «in-group bonding», que es capaz de reforzar el sentido de pertenencia a un grupo (Yus Ramos 2018) y de crear un ambiente de carácter afiliativo (Zappavigna 2011: 91). La pediatra se convierte en una mamá más de la *community* con la que charlar de cualquier tema y la comunidad se convierte en familia y en grupo de apoyo donde desahogarse. Las historias derriban por lo tanto las barreras entre el galeno y sus seguidores para aumentar el sentido de confianza y conexión social (Yus Ramos 2022a, 2002b). A este respecto, descuella *PedLucía*, que publica a diario numerosas historias de vida personal que inspiran y emocionan al público y, además, en la ronda de preguntas que lanza los viernes trata temas de todo tipo (secretos íntimos de las seguidoras, sueños, deseos, etc.), que poco tienen que ver con la pediatría. Remarcando la imagen afiliativa como pediatra o como persona, la médica ha conseguido crear una comunidad de más de un millón de seguidores que están pendientes de sus publicaciones y que acuden a sus centros de salud o a sus eventos.

En las historias, se encuentran también rastros de la voz educadora que se manifiesta mediante explicaciones y definiciones, pero de forma esquemática, a veces recurriendo a los colores para segmentar la información o a las imágenes para aclarar algún concepto. Asimismo, las recomendaciones resultan más explícitas ya que prevalece el imperativo con respecto a otras formas perifrásticas que se encuentran en el *post*. Este tipo de contenido médico muchas veces se ofrece a partir de preguntas concretas que los *followers* pueden enviar a través de las cajas de preguntas, otra herramienta propia de las *stories*

En los *posts* fijos, en cambio, si bien no falta la voz empática (en particular, *PedLucía* incluye *posts* de este tipo alternándolos con los de tipo divulgativo de forma casi equivalente), predominan los contenidos de tipo divulgativo (cfr.

PedLaura, MarLópez, Mipedencasa y *PedGentile*). Si observamos el muro o el *feed* de la mayoría de los pediatras, nos percatamos de que predomina la *aboutness*, es decir, el contenido proposicional, dirigido a empoderar a los padres, procurar que aprendan sobre los cuidados básicos de los bebés. Por lo tanto, los *posts* se convierten en un espacio de divulgación en el que el médico con su voz educadora explica los principales problemas de salud de los niños. Para ello se recurre a una terminología específica (anclaje temático), la misma que aparece en los títulos o en los *hashtags*, acompañada por diferentes estrategias de reformulación y recontextualización de los saberes (definiciones, marcadores del discurso, verbos metalingüísticos, metáforas, símiles o ejemplificaciones) para que el lector pueda entender mejor el contenido de las publicaciones. Asimismo, las citas de las fuentes y la mención de otros expertos del sector sirven para construir redes intelectuales y polifónicas y ubicarse en un discurso más amplio de autoridad, respaldando de esta manera una información basada en la evidencia científica y afianzando su autoridad en el campo pediátrico como forma de actuar contra los bulos. Es decir, mencionar estudios o a otros investigadores aumenta la percepción de autoridad, ya que un médico mejor informado y actualizado, brinda una mayor confianza. Para reafirmar su poder el profesional puede insertar el enlace para adquirir algún producto personal (libro/curso) en el que se encontrarán más explicaciones. En este caso, el profesional reafirma no solo su autoimagen para autopromocionarse con fines comerciales, sino también sus conocimientos a fin de realzar su autonomía como médico responsable, creíble y fiable, haciendo que los seguidores lo consideren un punto de referencia para resolver dudas y saber cómo actuar.

La voz educadora se manifiesta también en las numerosas recomendaciones que se consideran como actos corteses hacia las familias, que se sentirán protegidas y arropadas (Mapelli y Piccioni 2019), y como estrategia de autonomía, ya que el médico afirma su poder comunicacional y al mismo tiempo demuestra afecto e interés por el bien del paciente. Igualmente se construye a través de verbos epistémicos en la 1ª persona del singular (*yo profesional*) que indican diferentes grados de certeza y que imprimen un mayor grado de autoridad al enunciado y promueven la autoimagen del emisor. A pesar de que en los *posts* predomina la voz educadora, no falta la empatía: el médico utiliza *emojis* para acercarse al público y hacer que la lectura resulte más amena; asimismo, se dirige directamente a los seguidores a través de la 2ª. persona del singular o con otros marcadores de tipo colaborativo. Además, en algunos *posts*, el pediatra cuenta anécdotas persoprofesionales para mostrar su faceta más íntima, como médico con sentimientos, miedos y preocupaciones.

En cuanto a los comentarios de las publicaciones, podemos destacar que recogen sobre todo actos expresivos como los agradecimientos o las felicitaciones por la labor divulgadora del pediatra. Los expertos no responden siempre, se limitan a contestar a los primeros comentarios que reciben con respuestas breves, que incluyen agradecimientos, frases que demuestran solidaridad y empatía o que encarecen las acciones de los padres para valorizarlos, o pueden reaccionar con los *emojis*. Es interesante subrayar que en los comentarios se llevan a cabo también conversaciones entre las madres que hablan de sus experiencias o incluso se atreven a dar consejos, asumiendo de esta manera el rol de madre experta. Este diálogo entra las madres reafirma la idea de que las redes sociales sirven para crear una conexión solidaria entre las seguidoras.

Por último, los canales de difusión son un ecosistema mediático convergente con todo tipo de contenidos. Por ejemplo, en ellos los pediatras pueden contestar a los mensajes que reciben por privado y regular un discurso que en el que se mezcla la voz educadora con la voz empática para responder a la necesidad de proximidad.

Estas observaciones se han corroborado también con las herramientas *Sketch Engine* y *Lingmotif*. En efecto, el análisis cuantitativo y el *sentiment analysis* confirman que los pediatras alternan términos relacionados con la enfermedad, para resaltar la voz educadora, y términos con una alta carga afectiva. Esta alternancia no se da de la misma forma en todos los pediatras acotados, de hecho algunos se centran más en la *aboutness* (como *PedLaura*, *Mipedencasa*, *PedGentile* o *MarLópez*), otros optan por la empatía y una intensidad emocional mayor como, por ejemplo, *Lucía*.

Para concluir y retomando las *research questions* de este trabajo, podemos afirmar que las dinámicas comunicativas que se realizan en las redes sociales de los pediatras apuntan a una divulgación acompañada por una preponderante comunicación empática encaminada a realzar la imagen del médico y del público, promocionar la actividad del experto *online* y *offline* y fidelizar a los *followers*. El *yo personal* y *persoprofesional*, al lado del abundante uso de los *emojis*, *stikers* y *gif*, responden al objetivo de humanizar la relación con el médico, que se demuestra en estos perfiles como persona disponible y sensible. Las publicaciones fijas y las *stories* por lo tanto se complementan y sirven para conformar la identidad discursiva del médico, como persona preparada que difunde contenidos de calidad para ayudar a los padres a hacer frente a los problemas de salud de los hijos y como persona sensible que se identifica con ellos y que forma parte de la misma comunidad con las mismas preocupaciones y sentimientos. Por otra parte, la comunidad de las madres resulta parte activa en el proceso comunicativo, participando y deseando contar su propia experiencia. El mismo médico contribuye a reforzar la imagen de los madres, contestándoles y haciéndoles sentir parte de una comunidad acogedora.

Conclusiones

La web 2.0 ha reconfigurado el contexto en el que se desarrollan las interacciones dentro del debate social sobre la salud y ha fomentado nuevas prácticas comunicativas para divulgar contenidos y mostrar la faceta más personal de los médicos. Se perfilan también nuevas formas de comunicación y diálogo entre médico y paciente y entre los mismos pacientes. Además, la pandemia ha acelerado este proceso; de hecho, muchos de los perfiles que se han considerado en este trabajo nacieron precisamente durante el confinamiento para responder a las dudas de las familias que no podían acceder a las consultas físicamente.

La red hoy en día se consulta cada vez más para satisfacer la necesidad de información y consejo y se emplea como medio para compartir experiencias personales. De hecho, el espacio digital se ha revelado un lugar privilegiado para la conformación de comunidades de usuarios, que comparten sentimientos, recuerdos, emociones y narraciones personales. Esta sociabilidad es capaz de reforzar el sentido de pertenencia y de crear un clima afiliativo (Yus Ramos 2022a, 2022b) que ejerce de contrapeso a la racionalidad impuesta por la evidencia científica. Además, la red sirve para entretener: el elemento lúdico e irónico no falta tampoco en los perfiles de los pediatras que recurren muchas veces a algunos vídeos breves divertidos para captar la atención del interlocutor y hacer más cercana la relación médico-usuario.

Así pues, para los médicos las redes sociales se han convertido en una herramienta esencial, permitiéndoles construir y fortalecer su marca personal, educar al público, desacreditar mitos sobre temas de salud y conectarse de forma afectiva con pacientes o cuidadores. El ecosistema digital sirve como paso hacia la humanización de la medicina porque empodera a los *followers* mediante los contenidos compartidos, dándoles voz como parte activa del flujo comunicativo y creando la ilusión de que el médico presta atención a todos sus seguidores y que esté siempre presente en cada momento de nuestra cotidianidad.

Este volumen ha pretendido demostrar cuáles son los hábitos de los pediatras españoles en el entorno digital, qué tipo de relación se establece entre médico y usuario, y qué estrategias discursivas se emplean para conformar la autoridad del médico y para propiciar la conexión afectiva con el público. En particular, en sus intervenciones el médico procura incentivar la conversación con función afiliativa mediante estrategias que realzan tanto su figura de profesional atento en actitud de escucha como la del receptor, que se sentirá bien atendido. No hay que olvidar que las redes sociales en el ámbito de la salud sirven para satisfacer el deseo de sociabilidad de las personas y como apoyo emocional, es decir, responden al objetivo de humanizar la relación médico-paciente. La pediatra llega a convertirse en una mamá más de la *community*: la comunidad es una familia, un grupo de apoyo y la pediatra es una amiga con la que charlar de cualquier tema, de acuerdo con la cultura participativa de las redes sociales. Sin embargo, detrás de esta voz empática de la pediatra como una madre más dentro del grupo se esconde una voz educadora. A través del relato personal en realidad quiere erigirse en modelo que hay que seguir, reestableciendo la distancia entre ella y el público.

Para terminar, podemos decir que las redes sociales tienen un potencial enorme para ser una herramienta de divulgación, pero hemos demostrado que predomina el aspecto emocional y jocoso, típico de la comunicación digital. De hecho, el medio de por sí, no permite una profundización de los temas sanitarios, las publicaciones son bastante breves, los vídeos duran pocos minutos, la infografía suele ser muy esquemática y, a veces, hasta infantil. Además, hay un exceso de la información fragmentaria, que se pierde entre *stories, posts,* y ahora los canales de difusión. Por eso, podemos afirmar que a partir de breves píldoras divulgativas, descripciones o explicaciones de un malestar, consejos y recomendaciones, se procura enfatizar la comunicación empática como espejismo de la humanización de la medicina. La aparente autenticidad y los sentimientos evocados pretenden humanizar la relación médico-paciente y recuperar la confianza en la figura de un médico presente y atento con actitud de escucha. Sin embargo, sostenemos que esta pretendida y anhelada empatía se convierte a menudo en una estrategia del marketing, ya que sirve para ampliar la comunidad de *followers* y generar ingresos. De hecho, es notorio que las marcas más cercanas con su público, que se muestran amigables y que cumplen con las necesidades e inquietudes de sus clientes, tienen un éxito asegurado, lo que no falta en los perfiles de los pediatras cotejados. Las publicaciones, además, son repetitivas (en verano se habla de la protección solar, en invierno de los virus, etc. y así de forma cíclica), como si dedicaran cada año a un nuevo público de madres primerizas que hay que formar, entretener y fidelizar.

Para futuras investigaciones nos proponemos analizar otras especialidades médicas o enfermedades concretas o más graves (obesidad, diabetes, endometriosis, cáncer, etc.), para observar si las estrategias empleadas cambian según la temática y el público/paciente o son propias del medio (redes sociales). Además, queremos indagar acerca de cuál es el verdadero impacto de este tipo de información en el empoderamiento de los padres con un trabajo de campo de corte sociológico.

Referencias bibliográficas

Adam, Jean-Michael. *Les textes: types et prototypes*. Paris: Nathan, 1992.

Adegbite, Wale, Akin Odebunmi. «Discourse Tact in Doctor-Patient Interactions in English: An Analysis of Diagnosis in Medical Communication in Nigeria». *Nordic Journal of African Studies* 15 (2006): 499-519.

Antheunis, Marjolijn, Kiek Tates y Theodoor Nieboer. «Patients' and health professionals' use of social media in health care: Motives & barriers», *Patient Educations and Counseling* 92 (2013): 426-431.

Ainsworth-Vaughn, Nancy. *Claiming Power en Doctor-Patient Talk*. New York, NY, 1998; online ed, Oxford Academic, 31 Oct. 2023. https://doi.org/10.1093/oso/9780195096064.001.0001

Alba-Juez, Laura y J. Lachlan Mackenzie. *Emotion in discourse*. John Benjamins: Amsterdam, 2019.

Albalawi, Yousef y Jane Sixsmith. «Identifying Twitter influencer profiles for health promotion in Saudi Arabia». *Health Promotion International* 32, no. 3 (2017): 456-463.

Albelda Marco, Marta. «Cortesía en diferentes situaciones comunicativas. La conversación coloquial y la entrevista sociológica semiformal». En *Pragmática sociocultural: estudios sobre el discurso de cortesía en español*, editado por Diana Bravo y Antonio Briz, 109-134. Barcelona: Ariel, 2004.

Albelda Marco, Marta. «El refuerzo de la imagen social en conversaciones coloquiales en español peninsular. La intensificación como categoría pragmática», En *Estudios de la (des)cortesía en español. Categorías conceptuales y aplicaciones a corpora orales y escritos*, editado por Diana Bravo, 93-118. Estocolmo, Buenos Aires: Dunken, 2005.

Albelda Marco, Marta y María Jesús Barros García. *La cortesía en la comunicación*. Madrid: Arco/Libros, 2013.

Andreoni, Bruno, Paolo Caponi y Paola Nembri. *La Babele linguistica e culturale nelle cure di fine vita*. Milano: Libraccio Editore, 2019.

Anduquia Vásquez, Paula Andrea *et al.* «La familia es la voz del paciente en la interacción con la enfermera». *Revista Cuidarte* 11, no. 3 (2020): 1-13. http://dx.doi.org/10.15649/cuidarte.1015.

Anesa, Patricia y Antoinette Fage Butler. «Popularizing Biomedical Information on an Online Health Forum». *Ibérica* 29 (2015): 105-128.

Antelmi, Donella. «Social Demand and the New Media: Italian Forums Dealing with Healthcare». *Pragmatics and Society* 2, no. 2 (2011): 282-300.

Aronsson, Karin y Ullabeth Sätterlund-Larsson. «Politeness strategies and doctor-patient communication. On the social choreography of collaborative thinking». *Journal of Language and Social Psychology* 6, no. 1 (1987): 1-27.

Arora, Vineet et al. «Communication failures in patient sign-out and suggestions for improvement: a critical incident analysis». *Quality and Safety in Health Care* 14, no. 6 (2005): 40-407.

Arroba Basanta, M. L. y R. Dago Elorza. «Relación clínica y comunicación asistencial en pediatría». *Formación Activa en Pediatría de Atención Primaria* 1, no. 1 (2008): 27-33.

Baccetti, Sonia. *La comunicazione interculturale in sanità*. Torino: Centro Scientifico Editore, 2001.

Bajtín, Mijail M. «El Problema de los Géneros Discursivos». En *Estética de la Creación Verbal*, 245-290. Madrid: Siglo XXI, 1986 [1979]. Título original: *Éstetika Slovesnogo Tvorchestva*.

Balint, M. *The Doctor, His Patients and The Illness*. New York: International University Press, 1957.

Bañón Hernández, Antonio Miguel. «Los modelos de interacción entre médico y paciente. Descripción y aplicación al contexto de las enfermedades poco frecuentes». *Oralia* 20 (2017): 13-43.

Bañón Hernández, Antonio Miguel. *Discurso y salud. Análisis de un debate social*. Barcelona: Eunsa, 2018.

Barros García, María Jesús. *La cortesía valorizadora en la conversación coloquial española: estudio pragmalingüístico*. Granada: Universidad de Granada, 2011.

Barros García, María Jesús. «Cumplidos y ofrecimientos: actividades de cortesía valorizadora en la conversación coloquial española». En *Miradas multidisciplinares a los fenómenos de cortesía y descortesía en el mundo hispánico*, editado por Escamilla Morales, J. y G. H. Vega. 108-145. Barranquilla: Universidad del Atlántico- Programa EDICE, 2012.

Barros García, María Jesús. «Cortesía de primer orden en culturas de acercamiento y de distanciamiento: las culturas española y estadounidense». En *Homenaje a Francisco Torres Montes*, editado por Becerra Hiraldo, J. M. y M. I. Montoya Ramírez, 47-66. Granada: Universidad de Granada, 2014.

Barros García, María Jesús. *Cortesía valorizadora. Uso en la conversación informal española*. Berlin: Peter Lang, 2018.

Bascuñán Rodríguez, María Luz. «La persona del médico y su propio cuidado». *Rev. Gaceta de Psiquiatría Universitaria* 4, no. 3 (2008): 320-325.

Bascuñán Rodríguez, Mara Luz. «Comunicación de 'malas noticias' en salud». *Revista Médica Clínica Las Condes* 24, no. 4 (2013): 685-693. DOI: 10.1016/S0716-8640(13)70208-6.

Basto Correa, Fernando. «Redes Sociales y marketing médico. Recomendaciones prácticas para garantizar su éxito». *InfoSCARE* [s.f.]

Bellés Fortuño, Begoña e Isabel García Izquierdo. «Improving clinical communication: a qualitative study on the informed consent». *Revista de Lingüística y Lenguas Aplicadas* 19 (2024): 71-83.

Bender, Jacqueline L. et al. «Seeking support on Facebook: A Content Analysis of Breast Cancer Groups». *Journal of Medical Internet Research* 13, no. 1 (2011): e16.

Benkler, Yochai. *The Wealth of Networks. How social Production Transforms Markets and Freedom.* New Haven-London: Yale University Press, 2006.

Bernal Linnersand, Maria. *Categorización sociopragmática de la cortesía y de la descortesía: un estudio de la conversación coloquial española.* Tesis doctoral. Universidad de Estocolmo, 2007.

Boccia Artieri, Giovanni. «SuperNetwork. Quando le vite sono connesse». En *Network effect,* editado por Lella Mazzoli, 21-40. Torino: Codice Editore, 2009.

Boccia Artieri, Giovanni. *Stati di connessione.* Milano: FrancoAngeli, 2012.

Borrell-Carrió, Francesc. *Manual d'entrevista clínica.* Barcelona: Doyma, 1989.

Borrell-Carrió, Francesc. «Empatía, un valor troncal en la práctica clínica». *Medicina Clínica* 136, no. 9 (2011): 390-397.

Boyd, Danah. «Why Youth Love Social Network Sites: The Role of Networked Publics in Teenage Social Life». En *Youth, Identity, and Digital Media,* editado por David Buckingham, 119-142. Cambridge: MIT Press, 2008.

Braga, María Laura y María Gabriela Tarantino. «La comunicación en pediatría: niños, niñas y adolescentes, sujetos de derecho». *Arch Argent Pediatr* 109, no. 1 (2011): 36-41.

Bravo, Diana. «Imagen 'positiva' vs. imagen 'negativa'? Pragmática sociocultural y componentes de fase». *Oralia* 2 (1999): 122-184.

Bravo, Diana. «La atribución de significados en el discurso hablado: perspectivas extrapersonales e interpersonales». En *Lengua, Discurso y Texto,* editado por José Jesús et al., vol. II, 1501-1514. Madrid: Visor-UCM, 2000.

Bravo, Diana. «Sobre la cortesía lingüística, estratégica y conversacional en español». *Oralia* 4 (2001): 299-314.

Bravo, Diana. «Actos asertivos y cortesía: imagen de rol en el discurso de académicos argentinos». En *Actos de habla y cortesía en el español,* editado por Bravo, Diana y María Elena Placencia, 141-174. Munich: Lincom Europa, 2002.

Bravo, Diana. «Actividades de cortesía, imagen social y contextos socioculturales: una introducción». En *Actas del Primer coloquio del Programa EDICE: La perspectiva no etnocentrista de la cortesía: identidad sociocultural de las comunidades hispanohablantes*, editado por Diana Bravo, 98-108. Universidad de Estocolmo, Libro-e, 2003.

Bravo, Diana y Antonio Briz (Eds.). *Pragmática sociocultural: estudios sobre el discurso de cortesía en español*. Barcelona: Ariel, 2004.

Bravo, Diana. «Categorías, tipologías y aplicaciones. Hacia una redefinición de la 'cortesía comunicativa'». En *Estudios de la (des)cortesía en español. Categorías conceptuales y aplicaciones a corpora orales y escritos*, editado por Diana Bravo, 21-52. Estocolmo-Buenos Aires: Dunken, 2005.

Brenes, Ester. *La agresividad verbal y sus mecanismos de expresión en el español actual*. Tesis doctoral. Universidad de Sevilla, 2009.

Briz, Antonio (Coord.). «Límites para el análisis de la conversación: órdenes y unidades: turno, intervención y diálogos». *Revista Internacional de Lingüística Iberoamericana* 1, no. 9 (2007): 23-37.

Briz, Antonio, Salvador Pons y José Portolés (Coords.). *Diccionario de partículas discursivas del español*, 2008. www.dpde.es.

Brown, Alex. «Cómo utilizar las plataformas sociales para llegar a los médicos». www.elsevier.com/es-es/connect/ehealth/como-utilizar-las-plataformas-sociales-para-llegar-a-los-medicos 2020 [10/08/2023]

Brown, Penelope y Stephen Levinson. *Some Universals in Language Use*. Cambridge: Cambridge University, 1987.

Buckman, Robert. *La comunicazione della diagnosi in caso di malattie gravi*. Milano: Raffaello Cortina Editore, 2002.

Burgio, G. Roberto. «Il bambino tra natura e cultura». *Rivista Italiana di Pediatria* 22 (1996): 419-425.

Burgio, G. Roberto y Luigi Notarangelo. *La comunicazione in pediatria. Un pediatra per la società*. Torino: UTET, 1999.

Bury, Mike. «Illness narratives: Fact or fiction». *Sociology of Health and Illness* 23, no. 3 (2001): 263-285.

Cabrera Méndez, Marga. «Blogs». En *Escribir en Internet. Guía para los nuevos medios y las redes sociales*, dirigido por Mario Tascón, 217-219. Madrid: Galaxia Gutemberg, 2012.

Caffi, Claudia. «Aspetti stilistici dell'interazione terapeutica». En *Lingua e società. Scritti in onore di Franca Orletti*, editado por Marilena Fatigante, Laura Mariottini y M. Eleonora Sciubba, 139-160. Milano: FrancoAngeli, 2009.

Caffi, Caludia y Richard Janney. «Towards a pragmatics of emotive communication». *Journal of Pragmatics* 22 (1994): 325-373.

Calsamiglia, Helena y Teun Van Dijk. «Popularization discourse and knowledge about the genome». *Discourse & Society* 15, no. 4 (2004): 369-389.

Calvi, Maria Vittoria. «Narrazione e identità discorsive nei forum di medicina». En *La comunicazione specialistica. Aspetti linguistici, culturali e sociali*, editado por Maria Vittoria Calvi, Beatriz Hernán-Gómez Prieto y Giovanna Mapelli, 15-37. Milano: FrancoAngeli, 2017.

Canceller, Ana. «*Cómo* llegar a ser un buen pediatra: un equilibrio entre la formación teórica y la formación clínica». *Anales de Pediatría* 70, no. 5 (2009): 477-487. DOI: 10.1016/j.anpedi.2009.02.003.

Candlin, Sally. «Constructing knowledge, understanding and meaning between patients and nurses». En *Advances in Medical Discourse Analysis: oral and written Contexts*, editado por Maurizio Gotti y Francisca Salager-Meyer, 65-86. Bern, Wien: Peter Lang, 2006.

Castells, Manuel. *La galaxia internet*. Barcelona: Plaza y Janés, 2001.

Castells, Manuel. *Communication power*. New York: Oxford University Press, 2009.

Catalán, Daniel, Carmen Peñafiel, y José Luis Terrón (Coords.). *¿Por qué la comunicación en salud es importante? Avances e investigación*. Pamplona: Reuters Aranzadi, 2019.

Cepeda, Gustavo. «Cortesía, imagen social y aceptación del mensaje terapéutico. Modalización en el discurso de entrevista clínica». En *Estudios de la (des)cortesía en español,* editado por Diana Bravo, 163-187. Estocolmo, Buenos Aires: EDICE, Editorial Dunken, 2005.

Cepeda, Gustavo. «La voz empática médica y las estrategias de cortesía verbal». *Estudios Filológicos* 41 (2006): 55-69.

Cepeda, Gustavo. «La justificación como efecto de cortesía en la entrevista clínica». En *Aportes pragmáticos, sociopragmáticos y socioculturales a los estudios de la cortesía en español*, editado por Diana Bravo, Nieves Hernández Flores y Ariel Cordisco, 199-230. Estocolmo, Buenos Aires: Programa EDICE-Dunken, 2009.

Chance, Michael R. A. «Introduction». En *Social Frabrics of the Mind*, editado por Michael Chance, 1-35. Erlbaum: Hillsdale, 1988.

Charaudeau, Patrick. *Le discours d'information médiatique. La construction du miroir social*. Paris: Nathan, 1997.

Charon, Rita. «Narrative medicine. A model for empathy, reflection, profession and trust». *Journal of American Medical Association* 286, no.15 (2001): 1897-1902.

Ciapuscio, Guiomar E. «Conceptualizaciones metafóricas y recursos de formulación en narraciones de pacientes con migrañas». *Oralia* 19 (2016): 39-60.

Cipolla, Costantino, Antonio Maturo. *Sociologia della salute e web society*. Milano: FrancoAngeli, 2014.

Collins, Sarah. «Explanations in consultations: the combined effectiveness of doctors' and nurses' communication with patients». *Medical Education* 39 (2005): 785-796.

Cordella, Marisa. «La interacción médico-paciente en escrutinio: un estudio de sociolingüística interaccional». *Onomázein* 7 (2002): 117-144.

Cordella, Marisa. *The dynamic consultation: a discourse analytical study of doctor-patient communication*. Amsterdam-Philadelphia: John Benjamins, 2004.

Cordella, Marisa. «A triangle that may work well: Looking through the angles of a three-way exchange in cancer medical encounters». *Discourse and Communication* 5, no. 4 (2011a): 337-353.

Cordella, Marisa. «Enfrentándose al cáncer en compañía: el rol del familiar en la consulta oncológica». *Discurso & Sociedad* 5 no. 3 (2011b): 469-491.

Cordisco, Ariel. «Marcos de descortesía. Roles, imágenes y contextos socioculturales en una situación de visita en un texto dramático argentino». En *Estudios de la (des)cortesía en español*, editado por Diana Bravo, 319-324. Estocolmo, Buenos Aires: Programa EDICE, Dunken, 2005.

Crespo «Formación del especialista de pediatría: viejos problemas, nuevos tiempos». *Anales de pediatría* 70, no. 5 (2009): 409-412.

Cruz-Hernández, Manuel «Un renovado reto en la formación pediátrica: la relación médico-paciente familia». *Educación Médica* 7, no. 4, (2004): s.p.

Del Barrio de la Rosa, Florencio. «La interrogación y la exclamación», En GREIT. *Gramática de referencia de español para italófonos: III. Oración, discurso, léxico*, editado por Félix San Vicente, 1009-1045. Bologna: CLUEB-Salamanca: EUS, 2015.

De Semir, Vladimir. *Decir la ciencia. Divulgación y periodismo científico de Galileo a Twitter*. Barcelona: Universitat de Barcelona, 2015.

Diaconescu, S. / Moisa, S.M. «Communication with pediatric patients: more than a medical act». *International Journal of Communication Research* 5, no. 4 (2015): 333-336.

Domínguez Aurrecoechea, Begoña, Carlos Valdivia Jiménez. «La pediatría de atención primaria en el sistema público de salud del siglo XXI. Informe Sepas 2012». *Gac. Sanit* 26/S (2012): 82-87.

Ducci, Gea. «Pianificare la comunicazione dei servizi di e-Health: attori sociali, sistemi, relazioni. Il caso del Fascicolo Sanitario Elettronico». *Sociologia della Comunicazione* 48, no. XXV (2014): 26-38.

Egnew, Thomas R. «The Meaning of Healing: Transcending Suffering». *Annals of Family Medicine* 3, no. 3 (2005): 255-262.

Eichstaedt, Johannes. «Facebook language predicts depression in medical records». *PNAS* 115, no. 44 (2018): 11203-11208.

Epstein, Ronald M. et al. «Measuring patient-centered communication in Patient-Physician consultations: Theoretical and practical issues». *Social Science and Medicine* 61, no. 7 (2005), 1516-1528.

Escandell Vidal, María Victoria. *La interrogación en español: semántica y pragmática*, Madrid: Universidad Complutense, 1988.

Escandell Vidal, María Victoria. *Introducción a la pragmática*. Barcelona: Ariel, 1996.

Eysenbach, Gunther. «What is e-health?». *Journal of Medical Internet Research* 3, no. 2 (2001): e20.

Fage-Butler, Antoinette M., Matilde Nisbeth Jensen. «Medical terminology in online patient-patient communication: Evidence of high health literacy?». *Health Expectations* 19, no. 3 (2016): 643-653.

Favaretto, Maria Pia. *La strategia di comunicazione nell'era digitale*. Padova: Libreria universitaria edizioni, 2013.

Ferguson, Tom. *e-Patients. How they can help us heal healthcare*. San Francisco: Society of Participatory, 2007.

Fernández Silano, Mariano. «La Salud 2.0 y la atención de la salud en la era digital». *Revista Médica de Risaralba* 20, no. 1 (2013): 41-46.

Figueras Bates, Carolina. «La mitigación en los discursos de salud mental». En *Estudios filológicos y lingüísticos. Homenaje Prof. Manuel Peñalve*, editado por Manuel Ridao y Yolanda González, 195-218. Granada: Comares, 2021.

Figueras Bates, Carolin. «Empathy in online mental health communities». En *Stance, Inter/Subjectivity and Identity in Discourse*, editado por Juana I. Marín-Arrese, Laura Hidalgo-Downing y Juan Rafael Zamorano-Mansilla. Bern: Peter Lang, 2023.

Fioramonte, Amy, Camilla Vásquez. «Multi-party talk in the medical encounter: Socio-pragmatic functions of family members' contributions in the treatment advice phase». *Journal of Pragmatics* 139 (2019): 139-145.

Foglio, Antonio. *Marketing relazionale e consumatori alleati*. Milano: FrancoAngeli, 2008.

Foucault, Michel, Martin, L. M., Gutman, H., Hutton, P. H. *Technologies of the self: A seminar with Michel Foucault*. Amherst, M.a.: University of Massachusetts Press, 1988.

Fuentes Rodríguez, Catalina. *La sintaxis de las relaciones suprasegmentales*. Madrid: Arco/Libros, 1996.

Fuentes Rodríguez, Catalina. «Enunciación, modalidad y aserción, tres clásicos». *Anuario de Estudios Filológicos* 27 (2004): 121-145.

Fuentes Rodríguez, Catalina. *(Des)Cortesía para el especáculo: estudios de pragmática variacionista*. Madrid: Arco/Libros, 2013.

Fuentes Rodríguez, Catalina (coord.). *Persuadir al votante. Estrategias de éxito*. Madrid: Arco/Libros, 2020.

García-Gámez, María y Antonio Moreno Ortiz. «The Politics of Eurovision: A Case Study of the United Kingdom's 2021 and 2022 Participations as Expressed on Social Media». *Revista de Lingüística y Lenguas Aplicadas* 19 (2024): 1-24.

García-Izquierdo, Isabel y Vicent Montalt. «Equigeneric and intergeneric translation in patient-centered care». *Hermes, Journal of Language and Communication Studies* 51 (2013), 39-53.

Garofalo, Giovanni. «Las oraciones condicionales». En GREIT. *Gramática de referencia de español para italófonos: III. Oración, discurso, léxico*, editado por Félix San Vicente, 1197-1239. Bologna: CLUEB-Salamanca: EUS, 2015.

Gavioli, Laura. «Negotiating Renditions in and through Talk: some notes on the contribution of conversational analysis to the study of interpretermediated interaction». *Lingue, Culture e Mediazioni/Languages, Cultures, Mediation* 1, no. 1-2 (2014): 37-55.

Gelabert, Antoni. *Comunicación médico-paciente*. Barcelona: Marge Books, 2012.

Gerlich, Michael. «The Power of Personal Connections in Micro-Influencer Marketing: A Study on Consumer Behaviour and the Impact of Micro-Influencers». *Transnational Marketing Journal* 11, no. 1 (2023): 131-152.

Giddens, Anthony. *Central Problems in Social Theory: Actions, Structure and Contradictions*. Berkley: Social Analysis, University of California Press, 1992.

Goffman, Edwuin. *The Presentation of Self in Everyday Life*. Garden City, NY, Double-day, 1959.

Goffman, Erving. *Encounters: Two studies in the Sociology of Interaction*. Indianapolis: Bobbs-Merril, 1961.

Goffman, Erving. *Interactional ritual: Essays face-to-face behaviour*. New York: Pantheon Books, 1967.

Golino, Antonella. «La salute alla portata di click: un'indagine sul rapporto medico-paziente nell'e-Health». En *Sociologia della salute e web society*, editado por Costantino Cipolla y Antonio Maturo, 72-86. Milano: FrancoAngeli, 2014.

González de Dios, J. *et al.* «Blogs médicos como fuente de formación e información. El ejemplo del blog Pediatría basada en pruebas». *Rev Pediatr Aten Primaria*, 2013, https://scielo.isciii.es/scielo.php?script=sci_arttext&pid=S1139-76322013000100003.

Gordon, Howard S. *et al.* «Racial differences in doctors' information-giving and patients' participation». *Cancer* 107, no. 6 (2006): 1313-1320.

Gotti, Maurizio. *Investigating Specialized Discourse*. Bern: Peter Lang, 2011.

Halkowski, Timothy. «Medical discourse». En *The Bloomsbury Companion to Discourse Analysis*, editado por Ken Hyland y Brian Paltridge, 321-331. London: Bloomsbury, 2011.

Hargreaves, Sarah *et al.* «Sharing and Empathy in Digital Spaces: Qualitative Study of Online Health Forums for Breast Cancer and Motor Neuron Disease (Amyotrophic Lateral Sclerosis)». *Journal of Medical Internet Research* 20, no. 6 (2018): e222.

Hawn, Carleen. «Take two aspirins and tweet me in the morning: how Twitter, Facebook, and other social media are reshaping health care». *Health Affairs* 28 (2009): 361-368.

Hernández Flores, Nieves. «Politeness ideology in Spanish colloquial conversation: The case of advice». *Pragmatics - Quarterly Publication of the International Pragmatics Association* 9, no. 1 (1999): 37-49.

Hernández Flores, Nieves. *La cortesía en la conversación española de familiares y amigos: la búsqueda del equilibrio entre la imagen del hablante y la imagen del destinatario*. Tesis doctoral. Aalborg: Institut for sprog og internationale kulturstudier, 2002

Hernández Flores, Nieves. «La cortesía como la búsqueda del equilibrio de la imagen social». En *Pragmática sociocultural: Estudios sobre el discurso de cortesía en español*, editado por Diana Bravo y Antonio Briz. Barcelona: Ariel Lingüística, 2004: 95-108.

Hernández Flores, Nieves. «Actividad de imagen: caracterización y tipología en la interacción comunicativa». *Pragmática Sociocultural* 1, no. 2 (2013): 175-198.

Hernández Flores, Nieves. «El papel del acompañante en la consulta médica de atención primaria. Roles y efectos sociales». *Oralia* 20 (2017): 179-201

Hernández Flores, Nieves. «El respeto como valor social. Un estudio de Pragmática sociocultural en encuentros comunicativos de consultas médicas». *Pragmática Sociocultural / Sociocultural Pragmatics* 7, no. 3 (2019): 371-396.

Hernández Flores, Nieves. «¿Usted qué me aconseja? La confianza Con y la confianza en el médico en actividades de imagen de la consulta médica». En *(Des)cortesía, actividades de imagen e identidad*, editado por Marina González Sanz, Catalina Fuentes Rodríguez y Ester Brenes Peña, 265-282. Sevilla: Universidad de Sevilla, 2020.

Hernández Flores, Nieves. «La actualización del rol a través de la voz en la interacción de consultas médicas». *RILCE: Revista de Filología Hispánica* 38, no. 3 (2022): 1050-1068.

Hernández López, María de O. *La gestión de las relaciones interpersonales en la interacción médico-paciente: estudio contrastivo inglés británico-español peninsular*. Tesis doctoral. Sevilla: Universidad de Sevilla, 2009.

Hernández López, María de la O. «Principios sociopragmáticos de la interacción y dinamismo de las relaciones de poder entre médico y paciente». En *(Des)cortesía en español. Espacios teóricos y metodológicos para su estudio*, editado por Franca Orletti y Laura Mariottini, 655-675. Roma, Estocolmo: Università RomaTre/Programa EDICE, 2010

Herring, Susan et al. «Weblogs as a bridging genre». *Information Technology & People*, 18, no. 2 (2005): 142-171.

Herrmann, M. «¿Qué dice tu foto de perfil de Facebook sobre vos? Publirevistas». Especial para OHLALÁ! http://www.revistaohlala.com/1630 315-que-dice-tufoto-de-perfil-de-facebook-sobre-vos [07/03/2023].

Hernández Toribio, María Isabel. «Oralidad y publicidad». *Oralia* 24. no. 2 (2021): 207-233.

Hollænder Jensen, Mikel. «La referencia en algunas expresiones impersonales – Diferentes lecturas de uno y la segunda persona del singular». *Romansk Forum* 16 (2002): 127-138.

Hund, Emily. *L'industria degli influencer. La ricerca dell'autenticità sui social media*. Torino: Einaudi Editori, 2024.

Hyland, Ken. «Genre Pedagogy Language, Literacy and L2 Writing», *Journal of Second Language Writing* 16 (2007): 148-164.

Iacono, Eleonora. «La alineación verbal del intérprete en un corpus de entrevistas médicas español-italiano». *Estudios de traducción* 4 (2014): 145-160.

Ibarra-Yruegas, Beatriz E. et al. «Social networks in medicine practice». *Medicina Universitaria* 17, no. 67 (2015): 108-113.

Ingrosso, Marco (ed.). *La salute comunicata. Ricerche e valutazione nei media e nei servizi sanitari*. Milano: FrancoAngeli, 2008.

Kerbrat-Orecchini, Catherine. *Les intéractions verbales*. Tome II. Paris: Armand Colin, 1992

Kerbrat-Orecchioni, Catherine. «Introducing polylogue». *Journal of Pragmatics* 36, no. 1 (2004): 1-24.

Kotler, Philip, Armstrong, Gary. «Principios de marketing». Madrid: Pearson, 2008.

Lacasa Maseri, Andrea, Sonia Lacasa Maseri, y Juanma M. Ledesma Albarrán. «¿Quién acompaña a los pacientes a la consulta pediátrica? El acompañante de los pacientes pediátricos en Atención Primaria». *Rev Pediatr Aten Primaria* 14 (2012): 217-224.

Lamas Fernando *et al.* «El rol del pediatra en las redes sociales: identidad digital. Recomendaciones de buena práctica». *Archivos Argentinos de Pediatría*, 120, no. 3 (2022): 195-199.

Leiva Aguilera, Jorge. «Blogs: una herramienta de difusión para profesionales de la información». *TK*, no. 18 (2006): 173-180.

Linell, Per. «The power of dialogue dynamics». En *The dynamics of dialogue*, editado por Markova, Ivana, y Klaus Foppa, 147-177. Hemel Hempstead: Harvester Wheatsheaf, 1990.

Linell, Per, y Thomas Luckmann. «Asymmetries in dialogue: some conceptual preliminaries». En *Asymmetries in dialogue*, editado por Markova, Ivana, y Klaus Foppa, 1-20. Hertfordshire: Harvester Wheatsheaf, 1991.

Loffler-Laurian, Anne-Marie. «Typologie des discours scientifique: deux approches». *Études de linguistique appliquée* 51 (1983): 8-20.

López García-Ramos, Lourdes *et al.* «Influencia del acompañante en la negociación y la duración de la consulta en atención primaria». *Atención Primaria* 41, no. 3 (2009): 147-151.

López Samaniego, Anna y Raquel Taranilla. «Análisis contrastive de la formulación de recomendaciones en dos géneros jurídicos». *Ibérica* 23 (2012): 65-88.

Lovari, Alessandro. *Social media e comunicazione della salute. Profili istituzionali e pratiche digitali*. Milano: Guerini Scientifica, 2017.

Madfes, Irene. «La confrontación de imágenes en una interacción asimétrica: ¿Médico y paciente: Afiliación o conflicto?». En *La perspectiva no etnocentrista de la cortesía: identidad sociocultural de las comunidades hispanohablantes*, editado por Diana Bravo, 172-185. Estocolmo: Universidad de Estocolmo, 2003.

Madfes, Irene. «Polifonía en la entrevista médica. El acompañante o el pariente pobre de la interacción médico-paciente». *Oralia* 9 (2006): 167-184.

Maingeneau, Dominique «L'ethos, de la rhétorique à l'analyse du discours», versión reducida y ligeramente modificada de «Problèmes d'ethos», *Pratiques* (2002): 113-114.

Malin, Ashley y Alberta Pos. «The impact of early empathy on alliance building, emotional processing, and outcome during experiential treatment of depression». *Psychotherapy Research* 25, no. 4 (2014): 1-15.

Mancera Rueda, Ana y Ana Pano Alamán. «Valores sintáctico-discursivos de las etiquetas en Twitter». *Círculo De Lingüística Aplicada a La Comunicación* 64 (2015): 58-83.

Mancera Rueda, Ana y Ana Pano Alamán. *El español coloquial en las redes sociales*. Madrid: Arco/Libros, 2013.

Mapelli, Giovanna. «La comunicación (e)-médico/(e)-paciente en los foros de salud». En *Discurso médico. Reflexiones lingüísticas, históricas y lexicográficas*, editado por Chierichetti, Luisa y Giovanna Mapelli, 131-150. Bergamo: Celsb, 2015.

Mapelli, Giovanna. «Actividades de imagen en las páginas Facebook de pediatras españoles: el caso de "Lucía, mi pediatra"». *Pragmática Sociocultural* 7, no. 1 (2019): 43-69.

Mapelli, Giovanna «Actividades de imagen y atenuación en las consultas pediátricas». En *Pragmática y Discurso Oral*, editado por Olga Ivanova Vanesa Álvarez y Manuel Nevot Navarro, 2377-258. Salamanca: Ediciones Universidad de Salamanca, 2020.

Mapelli, Giovanna. «La recomendación en los blogs de pediatras españoles». *Cuadernos Aispi*, no. 22 (2023): 57-78.

Mapelli, Giovanna y Sara Piccioni. «Deíxis y actividad de imagen en blogs de pediatría españoles». *Español Actual* 112 (2019): 49-85.

Mapelli, Giovanna y Sara Piccioni. «El discurso de los/las pediatras españolas/es en los blogs. Recursos lingüísticos de la comunicación empática y asertiva». En *Comunicación estratégicas para el ejercicio del liderazgo femenino*, editado por Catalina Fuentes Rodríguez y Ester Brenes, 165-179. New York: Routledge, 2023.

Martín Zorraquino, Mª Antonia y José Portolés Lázaro. «Los marcadores del discurso». *Gramática descriptiva de la Lengua española*, III, dirigido por Ignacio Bosque y Violeta Demonte. 4051-4212. Madrid: Espasa, 1999.

Martinell Gifre, Emma. «Marcas de personalización y de impersonalización del autor en el discurso». En *Lo spagnolo d'oggi: forme della comunicazione*, 13-32. Roma: Bulzoni, 1998.

Marwick, Alice. *Status Update: Celebrity, Publicity and Self-Branding in Web 2.0*. Tesis doctoral, New York University, 2010. http://gradworks.umi.com/34/26/3426961.html [09/01/2022].

Masullo, Giuseppe. «Le rappresentazioni sociali della salute e della malattia nella web society». En *Sociologia della salute e web society,* editado por Costantino Cipolla y Antonio Maturo, 358-380. Milano: FrancoAngeli, 2014.

Maynard, Douglas, y John Heritage. «Conversation analysis, doctor-patient interaction and medical communication». *Medical Education* 39 (2005): 429-435.

Medina Aguerrebere, Pedro, y Toni González Pacanowski T. (Eds.). *La comunicación médica interactiva*. Madrid: Fragua, 2012.

Meli, Elena «Introduzione». En *Aiutami a capirlo. L'incontro tra il medico, il genitore e il bambino*, editado por Stefano Zecchi y Paolo Nucci, 1-7. Roma: Lastaria, 2017.

Mena, Sergio. «La imagen del perfil en las redes sociales: efectividad y tendencias en la forma de presentarnos en el mundo virtual». *Revista Internacional de Cultura Visual* 1, no. 1 (2014): 7-19.

Metitieri, Fabio. *Il grande inganno del Web 2.0*. Roma-Bari: Laterza, 2009.

Milluzzo, Sara. «Imagen y poder en la comunicación médico-paciente en los foros de medicina». En *Discurso médico. Reflexiones lingüísticas, históricas y lexicográficas*, editado por Luisa Chierichetti y Giovanna Mapelli, 151-184. Bergamo: Celsb, 2015.

Montalt Vicent e Isabel García-Izquierdo. «¿Informar o comunicar? Algunos temas emergentes en comunicación para pacientes». *Panace@* 17, no. 44 (2016): 81-84.

Moreno Cabrera, Juan Carlos. *Curso universitario de lingüística general II:Semántica, pragmática, morfología y fonología*, Madrid: Síntesis, 1994.

Moreno-Ortiz, Antonio. *Lingmotif (2.0)*. Universidad de Málaga, 2023. https://ltl.uma.es

Mortureux, Marie-Franoise. *Paradigmes désignationnels*. Les Belles Lettres, 1993.

Muñoz-Miquel, Ana. «From the original article to the summary for patients: Reformulation procedures in intralingual translation». *Linguistica Antverpiensia* 11 (2012): 187-206.

NGLE. *Nueva Gramática de la lengua española*. Asociación Academias de la lengua española, 2009.

Nikiphorou, Elena, Francis Berenbaum. «Patient-physician interaction on social media: The physician's point of view». *European Medical Journal. Innovations* 2, no. 1 (2018): 40-42.

Nobles, Alicia *et al.* «Requests for Diagnoses of Sexually Transmitted Diseases on a Social Media Platform». *Journal of American Medical Association* 322, no. 17 (2019): 1712-1713.

Nova, Cristina, Elena Vegni y Egidio A. Moja. «The physician-patient.parent communication: a qualitative perspective on the child's contribution». *Patient Education and Counseling*, 58 (2005): 327-333.

Novak I. Morgan C., McNamara y Te Velde A. «Best practice guidelines for communicating to parents the diagnosis of disability». *Early Hum Dev.* (2019), https://www.sciencedirect.com/science/article/abs/pii/S0378378219304797?via%3Dihub.

O'Reilly, Tim. *What is Web 2.0.* Boston: O'Reilly Media, 2004.

Odebunmi, Akinola. «Pragmatic Strategies of Diagnostic News Delivery in Nigerian Hospitals». *Linguistik online* 36 (2008): 21-37.

Oliveros-Donohue, Miguel Ángel. «Humanización de la pediatría». *Acta Médica Peruana* 32, no. 2 (2015): 35-33.

Orihuela Colliva, José Luis. *La revolución de los blogs: cuando las bitácoras se convirtieron en el medio de comunicación de la gente.* Madrid: La esfera de los libros, 2006.

Orletti, Franca. *La conversazione diseguale. Potere e interazione.* Roma: Carocci, 2000.

Orsolini, Margherita. *Il suono delle parole: percezioni e conoscenza del linguaggio nei bambini.* Firenze: La Nuova Italia, 2000.

Orts Llopis, María A. «Un estudio traductológico del sentimiento en los informes financieros español/inglés: las emociones en la economía desde la perspectiva del Análisis del Sentimiento y la Teoría de la Valoración». *Sendebar* 31 (2019): 395-417.

Orts Llopis, María A. *La emoción en los textos especializados. El género profesional y sus manifestaciones emocionales: poder, persuasión y manipulación.* Granada: Comares, 2023.

Page, Ruth. *Narratives online: Shared stories on social media.* Cambridge: Cambridge University Press, 2008.

Pano Alamán, Ana. *Dialogar en la Red. La lengua Española en chats, e-mails, foros y blogs.* Bern: Peter Lang, 2008.

Papacharissi, Zizi. *A Networked Self. Identity, community, and culture on social network sites.* New York: Routledge, 2011.

Parker, Jerry C. y Esther Thorson (Eds.). *Health Communication in the New Media Landscape.* New York: Springer, 2009.

Pendleton, David y John Hasler (Eds.). *Doctor-Patient Communication.* London: Academic Press, 1983.

Pennbrant, Sandra. «A trustful relationship – the importance for relatives to actively participate in the meeting with physician». *Qualitative Stud Health Well-being* 8 (2013): s.p.

Pennebaker, James y Anna Graybeal. «Patterns of Natural Language Use: Disclosure, Personality, and Social Integration». *Current Direction in Psychological Science* 10, no. 3 (2001): 90-93.

Pérez-Conde, Mónica *Influencer engagement, una estrategia de comunicación que conecta con la generación milenial*. Tesis de grado, Universidad de Alicante, 2016.

Pérez-Milena, Alejandro *et al.* «Influencia del acompañante en las consultas de Atención Primaria sobre las habilidades en comunicación y el tiempo de entrevista». *Atención Primaria* 54 (2022): 1-9.

Peters, Tom. *50 claves para hacer de usted una marca*. Barcelona: Deusto, 2012.

Placencia, María Elena y Carmen García. *Research on Politeness in the Spanish-speaking World*. New Jersey, London: Lawrence Erlbaum Associates, 2007.

Plantin, Christian. *Las buenas razones de las emociones*. Buenos Aires: Universidad Nacional de Moreno, 2014.

Pontrandolfo, Gianluca. «El mediador lingüístico bajo la lupa: análisis de una interacción español-italiano en el entorno médico». *Panace@* 17, no. 43 (2016): 16-33.

Principi, Patrizia. *Emotional marketing*. San Lazaro di Savena: Area 51, 2015.

Prunesti, Alessandro. *Social media e comunicazione di marketing*. Milano: FrancoAngeli, 2016.

Puschmann, Cornelius. «Blogging». En *Pragmatics of Computer Mediated Communication*, editado por Susan Herring *et al.*, 83-108. Berlin: De Gruyter, 2013.

Quadrino, Silvana. *Il dialogo e la cura. Le parole tra medici e pazienti*. Roma: Il Pensiero Scientifico Editore, 2019.

Rando Cueto, Dolores, Carlos de las Heras Pedrosa, y Francisco Javier Paniagua Rojano. «The influence of social networks on the work of information professionals specializing in health. The Case of Spanish Official Medical Associations». *Revista Latina de Comunicación Social - RLCS* 79 (2021): 113-133.

Ricottini, Lucilla. *Quando il paziente è un bambino: problem di relazione*. Firenze, Centro Scientifico Editore, 2003.

Robins, Lynne S., y Fredric M. Wolf. «Confrontation and politeness strategies in physician-patient interactions». *Soc. Sci. Med* 27, no. 3 (1988): 217-221.

Rodríguez Tembrás, Vanesa. «Alternancia de lenguas como estrategia de actividad de imagen en la comunicación médico-paciente en un consultorio gallego». *Textos en Proceso* 2, no. 1 (2016): 94-121.

Ruberto, Maria Giovanna. *La medicina ai tempi del web*. Milano: FrancoAngeli, 2011.

Rubinelli, Sara, Luca Camerini, y Peter J. Schultz. *Comunicazione e salute*. Milano: Apogeo, 2010.

Sanahuges Carme y Hortènsia Curell. «Responding to trouble: an interactional Approach to empathy in Catalan and English». *Corpus Pragmatics* 4 (2020): 449-472.

Sánchez López, Cristina. *Las modalidades oracionales*, Madrid: Síntesis, 2020.

Santoro, Eugenio. *Web e social media in medicina. Come social network, wiki e blog trasformano la comunicazione, l'assistenza e la formazione in sanità*. Roma: Il Pensiero Scientifico,2009.

Santoro, Eugenio. «La comunicazione della salute attraverso i social media e le applicazioni». *Sociologia della Comunicazione* 48 (2011): 39-46.

Smorti, Andrea y Chiara Fioretti. «Bringing the doctor inside the care: the use of stories in doctor-patient communication». *Journal of comparative research in anthropology and sociology* 5 (2014): 117-132.

Street, Richard L. y Bradford Millay. «Analyzing patient participation in medical encounters». *Health Communication* 13, no. 1 (2001): 61-73.

Suler, John. «The Online Disinhibition Effect». *CyberPsychology and Behavior* 7, no. 3 (2004): 321-326.

Tates, Kiek y Ledwien Meeuwesen. «Let mum have her say: turn taking in doctor-parent-child communication». *Patient Education and Counseling* 52 (2000): 151-162.

Tates, Kiek y Ledwien Meeuwesen. «Doctor-parent-child communication: a (re)view of the literature». *Social Science and Medicine* 52 (2001): 839-851.

Tates, Kiek *et al.* «Doctor-patient-child Relationships: a 'pas de trois'». *Patient Education and Counseling*, 48 (2002): 5-14.

Tisseron, Serge. *L'intimité surexposée*. Paris: Hachette, 2001.

Toffler, Alvin. *La tercera ola*. México: Edivisión, 1980.

Torres Salinas, Daniel y Nicolás Robinson García. «Los blogs de salud y la gestión online de información médica». En *La comunicación médica interactiva*, editado por Pablo Medina Aguerrebere y Antonio González Pacanowski, 57-76. Madrid: Fragua, 2012.

Tucci, Maurizio. *Scenari di comunicazione in pediatria*. Ferrara: Editeam, 2003.

Turabián, José L. *et al.* «Types of Companion of the Patient in Family Medicine». *Health Edu Res Dev* 4 (2016): s.p.

Turabián, José L. y Franco Pérez. «El acompañante en la entrevista clínica de atención primaria». *SEMERGEN – Medicina de Familia* 41, no. 4 (2015): 206-213.

Valero, Carmen. «La conversación de contacto en contextos institucionales: la consulta médica». *Oralia* 11 (2008): 107-131.

Van De Belt, Tom *et al.* «Definition of Health 2.0 and Medicine 2.0: A Systematic Review». *Med Internet Res* 12, no. 2 (2010): e18.

Vela Delfa, Cristina y Lucía Cantamutto. *Los emojis en la interacción digital escrita*. Madrid: Arco/Libros, 2021.

Vellar, Agnese. «The recording industry and grassroots marketing: from streets teams to lash mobs». *Journal of Audience and Reception Studies* 9, no. 2 (2012): 95-118.

Venturelli, Leo. «La comunicazione medico-paziente in pediatria» www.sipps.it/pdf/golfar2006/Venturelli.pdf [14/09/2024]

Vivas Márquez, Juan. «Análisis de las categorías de autonomía y afiliación en las interacciones verbales de la red social Facebook». *Anuario de Estudios Filológicos* XXXVII (2014): 285-303.

Warner, Lori J. *et al.* «Health Effects of Written Emotional Disclosure in Adolescents with Asthma: A Randomized, Controlled Trial». *Journal of Pediatric Psychology* 31, no. 6 (2006): 557-568.

White, Peter. *Un recorrido por la teoría de la valoración* (Teoría de la valoración) 2004. https://www.researchgate.net/publication/255625569_Un_recorrido_por_la_teoria_de_la_valoracion_Teoria_de_la_valoracion

WHO (World Health Organization). «eHealth tools & services: Need of the members states: Report of Global Observatory for eHealth». Ginebra, 2006.

Yus Ramos, Francisco. *Virtualidades reales: nuevas formas de comunidad en la era de Internet*. Alicante: Universidad de Alicante, 2007.

Yus Ramos, Francisco. *Ciberpragmática 2.0. Nuevos usos del lenguaje en Internet*. Barcelona: Ariel, 2010.

Yus Ramos, Francisco. *Cyberpragmatics. Internet-Mediated Communication in Context*. Ámsterdam y Filadelfia: John Benjamins, 2011.

Yus Ramos Ramos, Francisco. «Cyberpragmatics of Interactions through Locative Media». Paper entregado en International CoCoLaC-Conference. Comparative Approaches to Pragmatics. Helsinki, 2018.

Yus Ramos, Francisco. «WhatsApp. Interacciones y humor en la mensajería instantánea». En *Interactividad en modo humorístico: géneros orales, escritos y tecnológicos* coordinado por Leonor Ruiz Gurillo, 161-192. Madrid, Frankfurt: Iberoamericana/Vervuert, 2022a.

Yus Ramos, Francisco. *Smartphone Communication. Interactions in app ecosystem*. London, New York: Routledge, 2022b.

Yus Ramos, Francisco. *Pragmatics of Internet Humor*. London: Palgrave Macmillan, 2023.

Zappavigna, Michele. «Ambient affiliation: a linguistic perspective on Twitter». *New Media Society* 13, no. 5 (2011): 788-806.

Zecchi, Stefano y Paolo Nucci (Eds.). *Aiutami a capirlo. L'incontro tra il medico, il genitore e il bambino*. Roma: Lastaria, 2017.

Zummo, Marianna. «In-between discourse and genre: doctor-patient interaction in online communication». *Romanian journal of English Studies* 9 (2012): 78-89.

Zummo, Marianna. «Exploring web-mediated communication: A genre-based linguistic study for new patterns of doctor-patient interaction in online environment». *Communication & Medicine* 12, no. 2-3 (2015): 171-185.

Zummo, Marianna. «'Isn't it so heartbreaking to see our loved ones decline right before our eyes...': Exploring posts as illness stories». *Altre Modernità* 24 (2020): 51-65.

www.ingramcontent.com/pod-product-compliance
Ingram Content Group UK Ltd.
Pitfield, Milton Keynes, MK11 3LW, UK
UKHW041912140426
5217IPUK00002B/16